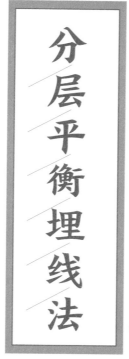

分层平衡埋线法

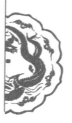

王佳 编著

U0314643

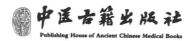

中医古籍出版社

Publishing House of Ancient Chinese Medical Books

图书在版编目（CIP）数据

分层平衡埋线法 / 王佳编著 . —北京：中医古籍出版社，2022.2

ISBN 978-7-5152-2161-8

Ⅰ . ①分… Ⅱ . ①王… Ⅲ . ①埋线疗法 Ⅳ . ① R244.8

中国版本图书馆 CIP 数据核字（2020）第 171666 号

分层平衡埋线法

王　佳　编著

责任编辑　张凤霞

文字编辑　张　威

封面设计　也　在

出版发行　中医古籍出版社

社　　址　北京市东城区东直门内南小街 16 号（100700）

电　　话　010-64089446（总编室）010-64002949（发行部）

网　　址　www.zhongyiguji.com.cn

印　　刷　廊坊市靓彩印刷有限公司

开　　本　710mm×1000mm　1/16

印　　张　6.25

字　　数　100 千字

版　　次　2022 年 2 月第 1 版　2022 年 2 月第 1 次印刷

书　　号　ISBN 978-7-5152-2161-8

定　　价　58.00 元

谨察阴阳，以平为期

埋线疗法是一种长效针灸疗法，属于高级状态的久留针法，其操作精髓在于将身体特定穴位或者部位植入可吸收的线体，从而达到平衡阴阳、疏经通络、调整气血、修复脏腑的目的。埋线疗法是在传统中医理论指导下，将针灸理论和现代物理学相结合产生的新的穴位刺激模式。

探寻埋线疗法的起源，不得不提到两位医生：一位是基于西医身体部位刺激原理发明埋线疗法的陆健先生，另一位是基于传统中医穴位刺激原理发明穴位埋线疗法的任树森先生。虽然他们是从中医和西医的不同角度阐述埋线疗法作用于人体的治疗机制，但是都提到了埋线疗法是有别于传统针法的刺激作用且疗效显著的新型疗法。2005年，国家中医药管理局对埋线疗法予以充分肯定，并将其列为"百年百项中医适宜技术推广项目"之一。

如何将埋线疗法的操作规范化？如何让人体不同层次的身体结构得到优化刺激？我的学生王佳在这方面进行了积极探索，在传统埋线疗法的基础上，提出了新型埋线技术——分层平衡埋线法。

王佳12岁开始自学中医，18岁考入天津中医药大学，2007年毕业于北京中医药大学东方医院，并取得临床医学博士学位；同年进入中国中医科学院针灸医院工作，并承担了北京国际培训中心对外针灸教学工作；2013年随我在天津中医药大学第一附属医院进站做博士后，研究方向为针刺治疗脑中风。她在做博士后期间认真学

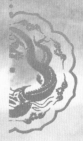

习，勤学好问，是我的得力助手，出站后自己潜心研究，不断努力，临床技术得到进一步提升。2014 年，王佳赴美国纽约中医学院交流并授课，现拥有超细埋线针和中药美容膏等多项专利。王佳兢兢业业，勤勤恳恳，为更多的中西医同仁传播医理，交流学术，令广大学子获益良多。

王佳提出的分层平衡埋线取穴思路是在传统埋线疗法的基础上，进一步结合了筋膜、运动力学等现代医学理念，使埋线疗法的治疗更趋规范化，大大提升了临床疗效。

何谓分层埋线？

分层有四种含义：

（1）根据经络辨识进行病变脏腑定位：根据皮（肺）、肉（脾）、筋（肝）、骨（肾）、脉（心）来定位，还可以参考与体态相关的脏腑或经络定位。

（2）根据治疗目的定位：如果想做美容提升，定位到浅筋膜层即可；如果想达到减肥的目的，就要定位到脂肪层；如果是治疗运动系统常见疾病，如青少年特发性脊柱侧弯等，就需要定位到肌肉层或骨膜表面。

（3）根据体态、筋膜张力定位：选择筋膜的高张力点进针，进针点相对较少，例如调整骨盆前倾；如果是在筋膜或者肌肉的松弛点进针，进针点相对较多，例如调整圆肩驼背。

（4）选择敏化点和不同的敏化层定位：包括痛点、筋结点、搏动点、血管、神经点等。

分层平衡埋线的总体原则是"损有余，补不足"，以期将人体调整到平衡状态。平衡状态包括气血平衡、阴阳平衡、筋膜应力点的平衡、肌肉主动肌与拮抗肌的平衡、人体外形外貌的美学平衡与姿势平衡等，达到"谨察阴阳，以平为期"的最佳状态。

分层平衡埋线疗法的适用范围很广，可用于治疗以下病症：①消化系统疾病，如反流性食管炎、功能性消化不良、胃和十二指肠溃疡、浅表性胃炎、便秘、过敏性结肠炎等；②运动系统疾病，如脊柱侧弯、弓背、骨盆前倾、颈椎病、腰椎间盘突出、腰椎综合征、网球肘、痉挛性斜颈、膝关节肿痛积液症等；③皮肤疾病，如神经性皮炎、痤疮、黄褐斑、白癜风、荨麻疹等；④脑血管系统疾病，如中风后遗症、高血压、脑供血不足等；⑤内分泌系统疾病，如高脂血症、糖尿病等。

特别提到一点，在治疗中风后遗症方面，应用醒脑开窍针刺法，再配合分层平衡埋线，堪称锦上添花。治疗时先用醒脑开窍法，然后再处理臀中肌、臀小肌的硬结，调整下肢站立不稳等病症，可以明显提高临床疗效，提升患者的生存质量。

本书讲述的分层平衡埋线治疗方法以及取穴思路在临床应用中有其独特的一面，临床上有很多患者受益于这种疗法，所以我推荐喜爱中医适宜技术的中医临床医生、中医爱好者一起来阅读、学习。

我从事临床教学多载，像王佳这样取得优秀成绩的后辈学生让我深感欣慰。望再接再厉，为广大群众多做贡献。乐而为序。

中国工程院院士

天津中医药大学教授　博士后导师

石学敏

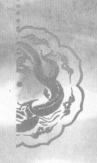

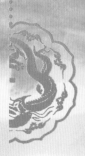

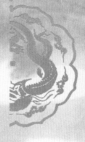

第一章

分层平衡埋线的理念介绍

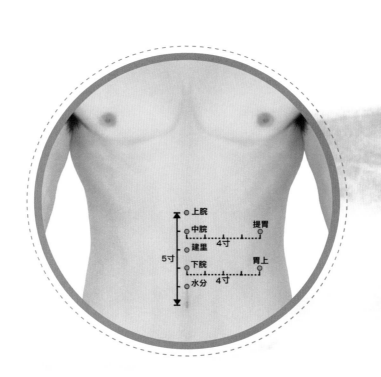

一、埋线的概念

埋线是一种长效针灸疗法，是一种高级状态的久留针。其通过在身体特定穴位或部位植入可吸收的线体，达到平衡阴阳、疏通经络、调整气血、修复脏腑的目的。埋线运用了经络理论，通过运行气血、调整脏腑和形体官窍的关系，起到沟通人体上下内外、感应传导信息的效果。除此以外，埋线还运用了人体的生物反馈调节机制，最大限度地调动人体的正气来抗"邪"。

二、分层平衡的概念

人体每时每刻都在对抗地心引力，所以皮肤、筋膜、肌肉、脂肪、脏腑在对抗重力的同时，会产生一个内在的、向上的力。在运动时，这些组织之间又会有内在的摩擦力。当某部位肌肉持续保持同一姿势时，附近的筋膜、肌肉的张力就会发生变化，从力学的失衡演变为气血、阴阳、脏腑、经络的失衡，这部分区域对应的皮部、内脏也随之发生改变。例如，由于外伤引起左脚大踇趾受伤，患者会保护性地选择用右脚着地，这时脊柱的胸椎就会发生位移，从而影响心脏的自主神经功能，严重者还可能引发高血压。分层平衡埋线通过松筋正骨的理念，从手法层面将错位的胸椎复位，改变了受压的心脏自主神经，将身体整体结构，包括脊柱结构、骨盆结构、小腿结构以及足弓结构，调整到平衡对称、张弛有度的正常态势，血压自然恢复正常。

（一）分层的概念

1. 根据经络确定病变所在的脏腑

根据皮（肺）、肉（脾）、筋（肝）、骨（肾）、脉（心）来定位，也可参与体态相关的脏腑或经络定位诊断方法。在不同的内力和外力作用下，原有的筋膜、肌肉或者脏腑会发生移位。

2. 根据治疗功效分层定位

1）美容，提升局部下垂的筋膜：定位到浅筋膜层。

2）减肥：定位到脂肪层。

3）止痛或者纠正脊柱侧弯：定位到肌肉层或骨膜表面等，需要结合**辨病辨证**。

4）治疗慢性病、内科病：定位到相应脏器的腧穴，需要结合辨证。

5）瘦腿以及矫正腿形等体态调整：定位到肌肉层或者**骨膜层，具体需要**

操作诊断。

3. 根据体姿体态、筋膜张力来定位

通过长效针灸的作用，将带有一定张力的线体置于筋膜间隙，持续有效地对人体产生作用，以达到修正和改变体姿、体态的目的。

选择筋膜的高张力点进针，则进针点相对少，例如调整骨盆前倾的进针点。如果是从筋膜或肌肉的松弛点进针，则进针点相对多，例如治疗圆肩驼背的进针点。

4. 选择敏化点和不同的敏化层次定位

包括痛点、筋结点、搏动点、血管、神经点等，需要根据手下的触诊感觉，结合病情选择合适的进针部位。

痛点、筋结点常常就是治疗点；搏动点是病灶，往往也是治疗点。从解剖学角度来看，血管和神经点本身就有局部的反馈调节作用。

（二）平衡的概念

体内平衡是指借助丘脑下部、内分泌系统和神经系统之间的调节功能维持一种相对稳定的内环境或机体平衡，其作用是以健康为目标，使人体所有功能处于最佳状态。在临床上长时间的调整后，人体可以达到一种相对的平衡状态。

例如：低张力和高张力是一种相对的平衡关系，主动肌和拮抗肌是一种相对的平衡关系，松弛无力的肌肉和紧张挛缩的肌肉是一种相对的平衡关系，拉长的肌肉和短缩的肌肉是一种相对的平衡关系。

中医学理论认为，人体的气血、阴阳、上下、内外、表里、长短、肥瘦等都要维持一种相对的平衡关系，可以通过经络穴位上不同层次的埋线操作来达到这种平衡，而掌握了阴阳理论就是掌握了诊断、治疗疾病的基本要素。

三、平衡治疗思路的体现

阴阳之间的相对协调平衡是健康的标志，所谓"阴平阳秘，精神乃治"。有道是"善诊者，察色按脉，先别阴阳"，阴阳是诊察疾病的总纲，疾病的发生、发展是阴阳失调的结果，可以把疾病按照阴阳属性的不同分为两大类。将四诊收集到的临床资料，以阴阳变化的规律进行分析综合，从而确定诊断。

张会卿（景岳）曾说："凡诊病施治，必须先审阴阳，乃医道之纲领，阴阳无谬，治焉有差，医道虽繁，一言蔽之曰阴阳而已。"因此，阴阳是八纲中

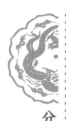

的总纲，在辨证论治中占有头等地位。

分层平衡埋线疗法的根本宗旨是协调阴阳的动态平衡，纠正阴阳偏盛、偏衰的失调现象。《素问·阴阳应象大论》云："审其阴阳，以别柔刚，阳病治阴，阴病治阳，定其血气，各守其乡。"其中"柔"指松弛无力的肌肉，"刚"指短缩痉挛的肌肉。阳病治阴，如上病下治；阴病治阳，如前病后治。针刺法尚有"从阴引阳，从阳引阴"的治则，但是其基本的治则不外乎"阳病治阴，阴病治阳"，使阴阳失调的异常现象复归于平衡。

埋线疗法的具体治则包括"盛则泻之，虚则补之""热则疾之，寒则留之""菀陈则除之，陷下则灸之""不盛不虚，以经取之"。其原理是利用埋线的三角针口使瘀血外出，如很多筋膜张力点被刺进去后会流出瘀血，因此可在一些特定的穴位处埋线，从而达到长效刺激的目的，这也符合"寒则留之"的久留针理论。

四、埋线治疗的目的

分层平衡埋线疗法的目的有三：

一是调形。从表面看，分层平衡埋线疗法是从调整形态结构入手，从弓弦角度、肌肉筋膜张力、骨骼结构方面调整人体外形。

二是调气血。从气血角度看，分层平衡埋线疗法是从经络、脏腑、阴阳的角度，调整气血的运行。

三是调神。调气可以益神，调血可以安神，调息可以养神。

分层平衡埋线疗法注重呼吸补泻，关注配合呼吸的进针、出针以及呼吸的锻炼方法；从调形、调气血、调神的角度最终达到了谨察阴阳、以平为期的目的。

五、所用针具的特点

一次性使用埋线针又名松筋正骨针（图1），是一种医用不锈钢针，内含一根推线针，尖端为三角切口，适合放血和解筋结；内层稍钝，适合推送线体。一针可三用，分别是放血、理筋和埋线。本针具不仅可用于治疗多种疾病，还适用于减肥、美容和产后恢复等需求。

针体采用进口医用不锈钢精制，韧性较好，纤细柔软，便于在不同层次中定位和穿梭，适合精细化标准定位的美容美体。

外针管有激光打造的刻度设计，每段1cm，适合精准定位至骨骼、肌

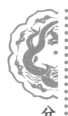

肉、神经或血管等不同层次，避免刺到不必要的组织和内脏。最长的埋线针是 80mm，短针是 60mm，适用于星状神经节和各种搏动点的埋线。根据解剖学的研究显示，人体八髎穴的平均深度是 70～75mm。在针灸治疗学方面，该针也可以到达脊柱到骶骨的最长穿刺深度。

　　该针外层有保护手柄，可以防止针具外套陷入患者身体，进一步保证临床的用针安全。

　　四棱松筋正骨埋线针授权公告号：CN 304679484 S

　　四棱松筋正骨埋线针手柄授权公告号：CN 208301871 U

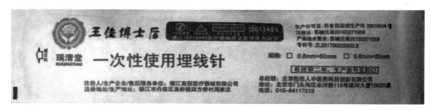

图 1　松筋正骨针

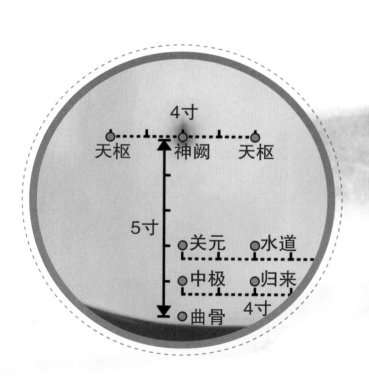

第一节　消化系统疾病

一、反流性食管炎

1. 概述

反流性食管炎是由胃、十二指肠内容物反流入食管引起的食管炎症性病变，内镜下表现为食管黏膜的破损，即食管糜烂和（或）食管溃疡。

反流性食管炎可发生于任何年龄的人群，成人发病率随着年龄增长而升高。西方国家的发病率高，而亚洲地区发病率低。这种地域性差异可能与遗传和环境因素有关，但近二十年来本病的全球发病率呈上升趋势。

2. 临床表现

（1）主要症状

反流是指胃内容物在无恶心和不用力的情况下涌入咽部或口腔的感觉，如含酸味或仅为酸水时称为反酸。烧灼感多出现于胸骨后或剑突下，常由胸骨下段向上延伸。反流症状和烧灼感常在餐后 1 小时出现，卧位、弯腰或腹压增高时可加重，部分患者可在夜间入睡时发生，其他非典型症状包括胸痛、吞咽困难或胸骨后异物感等。

（2）其他症状

如咽喉炎、慢性咳嗽和哮喘。少部分患者以咽喉炎、慢性咳嗽或哮喘为首发或主要表现，严重者可发生吸入性肺炎，甚至出现肺间质纤维化。

（3）并发症

1）上消化道出血：食管黏膜糜烂和溃疡可以导致呕血和（或）黑便，伴有不同程度的缺铁性贫血。

2）食管狭窄：食管炎反复发作致使纤维组织增生，最终导致瘢痕形成，以致食管管腔狭窄。

3）Barrett 食管：正常食管黏膜在胃镜下呈均匀的粉红色，当其被化生的柱状上皮替代后呈橘红色。此为 Barrett 食管，多发生于胃与食管连接处的齿状线近端，其腺癌的发生率是正常人群的 30～50 倍。

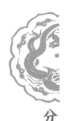
3. 埋线取穴

（1）取穴

主穴：膻中，璇玑，章门，石关，库房或屋翳附近压痛点，第6、7胸椎夹脊穴，期门。

配穴：脾俞，胃俞，心俞。

（2）进针深度和角度

膻中，璇玑：尖向下平刺1寸，针过皮1cm后即与皮肤呈15°角。章门：操作者押手按住肋缘，刺手向押手下进针，斜向对侧髂嵴，深度为1.2寸。石关：直刺1寸左右。库房或屋翳附近压痛点：对于体型较瘦的患者，操作者押手按住肋骨，刺手紧贴肋骨进针扎在肋骨上；对于体型较胖的患者，操作者需捏起皮下脂肪，扎在皮下、浅筋膜层。第6、7胸椎夹脊穴：针尖朝向脊柱，呈45°～60°角，进针1寸。期门：呈15°角斜刺1寸。脾俞、胃俞、心俞：向脊柱斜刺1寸。

二、浅表性胃炎

1. 概述

浅表性胃炎是一种慢性胃黏膜浅表性炎症，是慢性胃炎中最多见的一种类型，占全部慢性胃炎的50%～85%。慢性胃炎是由各种病因引起的胃黏膜慢性炎症，呈非糜烂的炎性改变。幽门螺杆菌（Hp）感染是其最常见的病因，多表现为以胃窦病变为主的全胃炎（图2）。目前我国人群中的Hp感染率为40%～70%，感染率及发病率随年龄增加而升高，无男女差异。

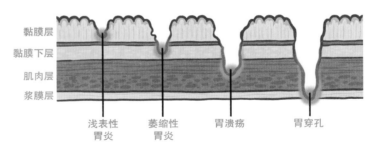

黏膜层
黏膜下层
肌肉层
浆膜层

浅表性胃炎　萎缩性胃炎　胃溃疡　胃穿孔

图2　胃病进程中胃黏膜的病理表现

2. 临床表现

可有不规则的上腹隐痛、腹胀、嗳气等症状，尤其当饮食不节时表现明显，部分患者可有反酸、上消化道出血的表现。

3. 埋线取穴

（1）取穴

主穴：中脘透上脘，脾俞透胃俞，第6、7胸椎夹脊穴。

配穴：内关，足三里，阳陵泉。

（2）进针深度和角度

中脘透上脘：与皮肤呈60°角斜刺1寸。脾俞透胃俞：平刺在浅筋膜层，深度1.5寸。第6、7胸椎附近压痛点：斜向脊柱呈60°角进针，深度根据患者体型而定，一般取1～1.5寸。内关：在两筋之间与皮肤呈30°角向心斜刺1寸。足三里：直刺1.5寸。阳陵泉：与胫骨轴心方向呈30°～45°角斜刺，进针1.5寸。

三、过敏性结肠炎

1. 概述

过敏性结肠炎是临床上最常见的一种肠道功能性疾病，属于肠道易激综合征。其特征是肠道无结构上的缺陷，但整个肠道对刺激的生理反应有过度或反常的现象。

2. 临床表现

表现为结肠性腹痛、腹胀，以左髂窝、左中下腹区疼痛最为多见，临床症状有腹痛、腹胀、腹泻或便秘，也可表现为腹泻和便秘交替出现，粪便中时有大量的黏液，呈黏冻样或栗子样。

3. 埋线取穴

（1）取穴

主穴：水分，大肠俞，第12胸椎、第4腰椎夹脊穴。

第1组：天枢，三阴交，上巨虚，脐周四穴。

第2组：巨阙俞[①]透神道，神道透灵台，脾俞透胃俞。

几组穴位交替选用。

（2）进针深度和角度

水分：向肚脐方向呈60°角斜刺1.2～1.5寸。大肠俞：向髂嵴方向呈45°角进针1.5～2寸。天枢：直刺2寸。三阴交：直刺1.5寸。上巨虚：直刺1.5～2寸。脐周四穴：同水分。巨阙俞透神道、神道透灵台、脾俞透胃俞：三组穴位均平刺，埋线在浅筋膜层，进针深度约1.5寸。第12胸椎、第4腰椎夹脊穴：向脊柱方向呈60°角进针约1寸，或以针下得胀为度。

---

① 巨阙俞：经外奇穴，位于后正中线，第5胸椎棘突下凹陷中。

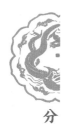

四、功能性消化不良

1. 概述

功能性消化不良，又称消化不良，是临床上最常见的一种功能性胃肠病，主要有上腹痛、上腹胀、早饱、嗳气、食欲不振、恶心、呕吐等不适症状，可持续或反复发作，病程超过 1 个月或在过去的 12 个月中累计超过 12 周，需经检查排除引起上述症状的器质性疾病。

2. 临床表现

主要有上腹痛、上腹胀、早饱、嗳气、食欲不振、恶心、呕吐等。常以某一个或某一组症状为主，在病程中症状可发生变化。起病多缓慢，病程常经年累月，呈持续性或反复发作，不少患者有饮食、精神等诱发因素。

上腹痛为常见症状，部分患者以上腹痛为主要症状，伴或不伴有其他上腹部症状。上腹痛多无规律，部分患者与进食有关，表现为饥饿痛、进食后缓解，或表现为餐后 0.5 ~ 3 小时之间腹痛持续存在。

早饱、腹胀、嗳气亦为常见症状，可单独或同时出现，伴有或不伴有腹痛。早饱是指饥饿进食后不久即有饱腹感，致摄入食物明显减少。上腹胀多发生于餐后，或进餐后呈持续性加重，早饱和上腹胀常伴有嗳气。

恶心、呕吐并不常见，往往发生于胃排空明显延迟的患者，呕吐物多为当餐胃内容物。不少患者同时伴有失眠、焦虑、抑郁、头痛、注意力不集中等精神症状，这些症状与部分患者的"恐癌"心理有关。

3. 埋线取穴

（1）取穴（图 3）

主穴：中脘，梁门，天枢，第 6、7、11 胸椎夹脊穴。

配穴：上巨虚，丰隆，阴陵泉。

（2）进针深度和角度

中脘：直刺 1.5 寸。梁门：向下脘方向斜刺 1.5 寸。天枢：根据患者体型直刺 1 ~ 1.5 寸，瘦者浅刺，胖者深刺。第 6、7、11 胸椎夹脊穴：针尖朝向脊柱，与脊柱呈 45° ~ 60° 角进针 1 寸左右；亦可于胸椎棘突下取穴，以痛为腧，以

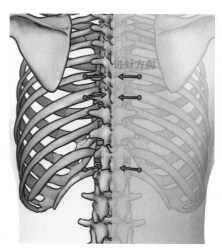

图 3　功能性消化不良部分进针点

胀为度。上巨虚，丰隆：直刺 1.5 寸。阴陵泉：和胫骨呈 45°角进针，斜刺 1~1.5 寸。

五、胃和十二指肠溃疡

1. 概述

胃和十二指肠呈局限性的圆形或椭圆形的全层黏膜缺损，称为胃－十二指肠溃疡。因溃疡的形成与胃酸、胃蛋白酶的消化作用有关，故也称为消化性溃疡。近年来对其病因的认识、诊断和治疗已发生了很大的改变。

典型溃疡呈圆形或椭圆形，黏膜缺损深达黏膜肌层。溃疡深而壁硬，呈漏斗状或打洞样，边缘增厚或充血水肿，基底光滑，表面可覆盖纤维或脓性的灰白或灰黄色苔膜。

胃溃疡多发生在胃小弯，以胃角最多见，胃窦部与胃体也可见，胃底大弯侧少见。十二指肠溃疡主要发生在球部，球部以下的溃疡称为球后溃疡，球部前后壁或是大小弯侧同时见到的溃疡称对吻溃疡。

2. 埋线取穴

（1）取穴（图 4）

第 1 组：第 7 胸椎夹脊穴，第 9 胸椎棘突附近压痛点，中脘。

第 2 组：第 9 胸椎夹脊穴和棘突附近压痛点，至阳，上脘。

第 3 组：中脘，上脘，胃俞，足三里。

几组穴位交替选用。

胃溃疡则取第 7 胸椎以上夹脊穴，十二指肠溃疡取第 7~10 胸椎之间的夹脊穴，伴有肠上皮化生则在第 11、12 胸椎及第 1 腰椎处取穴。

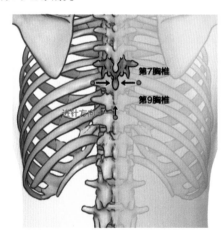

图 4　胃十二指肠溃疡埋线穴位图

（2）进针角度和深度

夹脊穴及棘突附近压痛点：斜向脊柱方向，呈 60°角斜刺 1 寸。中脘：直刺 1.2~2 寸。至阳：针尖向上，斜刺 1 寸。上脘：向中脘方向，斜刺 1.5 寸。胃俞：向脊柱方向，呈 60°角斜刺约 1.2 寸，以胀为度。足三里：直刺 1.5~2 寸，以胀为度。

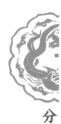

六、胆石症

1. 概述

胆石症是由发生在胆囊内的结石所引起的疾病，是一种常见病，随年龄增长，发病率也逐渐升高。

胆囊结石主要为胆固醇性结石，或以胆固醇为主的混合性结石。本病主要见于成年人，女性常见，尤以经产妇和服用避孕药者常见，男女之比约为1：3，但随着年龄增长其性别差异减少，50岁时男女之比为1：1.5，老年人中男女的发病率基本相等，这可能与雌激素在胆囊结石形成中的作用有关。

2. 临床表现

20%～40%的胆石症患者可终身无症状，而在其他检查、手术或尸体解剖时被偶然发现。有的患者表现为胆绞痛或急、慢性胆囊炎。症状出现与否和结石的大小、部位，是否合并感染、梗阻和胆囊的功能有关。

（1）消化不良等胃肠道症状

大多数患者仅在进食后，特别是进食油腻食物后，出现上腹部或右上腹部隐痛不适、饱胀，伴嗳气、呃逆等，常被误诊为"胃病"。

（2）胆绞痛

当饱餐、进食油腻食物后胆囊收缩，或睡眠时体位改变，结石移位并嵌顿于胆囊壶腹部或颈部，胆囊排空胆汁受阻，胆囊内压力升高，胆囊强力收缩而发生绞痛。疼痛位于上腹部或右上腹部，呈阵发性，可向肩胛部和背部放射，多伴恶心、呕吐。

（3）Mirizzi综合征

持续嵌顿和压迫胆囊壶腹部和颈部的较大结石，可引起肝总管狭窄或胆囊胆管瘘，以及反复发作的胆囊炎、胆管炎及梗阻性黄疸，称Mirizzi综合征，其发病率占胆囊切除术患者的0.7%～1.1%。解剖学变异，尤其是胆囊管与肝总管平行是发生本病的重要条件。

（4）胆囊积液

胆囊结石长期嵌顿但未合并感染时，胆汁中的胆色素被胆囊黏膜吸收，并分泌黏液性物质，导致胆囊积液。积液呈透明无色，称为"白胆汁"。

（5）其他

小的结石可以通过胆管进入并停留于胆总管内，形成继发性胆管结石；进入胆总管的结石通过奥迪括约肌可引起损伤或嵌顿于壶腹部引起胰腺炎，称为胆源性胰腺炎。结石及炎症的反复刺激可诱发胆囊癌变。

3. 埋线取穴

（1）取穴（图5）

主穴：鸠尾透巨阙，幽门，右日月透期门，腹哀，上脘透中脘，梁门，右肝俞透胆俞，阳陵泉。

配穴：

第1组：第6、8胸椎夹脊穴，承满。

第2组：第7、9胸椎右侧夹脊穴，阴都。

两组配穴交替使用。

（2）进针角度和深度

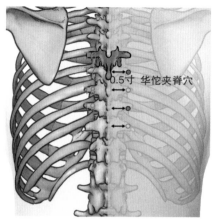

图5　胆结石埋线取穴图

鸠尾透巨阙：向上平刺1～1.2寸。幽门：斜向前正中线进针，深1寸。右日月透期门：扎至肋骨上。腹哀：斜向前正中线进针，深度1寸。上脘透中脘：向下斜刺，与皮肤呈60°角，深度1.5寸。梁门：向下脘方向斜刺1.5寸。右肝俞透胆俞：平刺1寸，在浅筋膜层。阳陵泉：与胫骨轴心方向呈30°～45°角斜刺进针1.5寸。承满：略向中线倾斜，与皮肤约呈75°角，进针1～1.5寸。阴都：向肚脐方向刺，与皮肤约呈45°角，进针1～1.5寸。

第6、7、8、9胸椎夹脊穴进针时，针尖朝向脊柱，深度1～1.5寸，并向胆囊区放射。以痛为腧，以胀为度。患者针下得胀感，即为埋线得气。

七、便秘

1. 概述

便秘不仅是一种疾病，还是一种临床上最为常见的消化道症状。表现为粪便排出困难，便质干燥、坚硬，排便次数减少，每2～3天或更长时间排便一次。慢性便秘的发生率约为1%，男女之比为1:3，发病率随年龄增长而升高。

2. 临床表现

多数慢性便秘患者仅表现为排便困难，粪便干结，数天甚至1周才排便一次，排便时可有左腹痉挛性痛与下坠感。部分患者自诉口苦、食欲减退、腹胀、下腹不适、排气多，或有头晕、头痛、疲乏等神经官能症，但一般都不严重。一般体检常可在降结肠或者乙状结肠部位触及痉挛的肠管或者粪块，但在排便后可消失。

3.埋线治疗

（1）取穴（图6）

主穴：天枢。

配穴：支沟，外水道[①]，外归来[②]。

（2）进针角度和深度

支沟：从肌肉空隙进针，呈30°角斜刺1～1.2寸。天枢、外水道、外归来：直刺2～2.5寸。

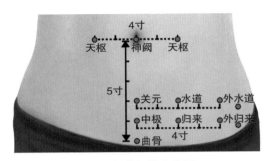

图6　便秘埋线穴位图

八、痔疮

1.概述

痔疮是由于肛门直肠底部及肛门黏膜静脉丛发生曲张而形成一个或多个柔软静脉团的一种慢性疾病，多见于经常站立者和久坐者。任何年龄都可发病，但发病率随年龄的增长而升高。

2.临床表现

（1）便血

无痛性、间歇性、便后有鲜红色血是其特点，也是内痔或混合痔早期常见的症状。便血多见于粪便擦破黏膜或排便用力过猛，引起血管扩张，导致破裂出血。轻者多为大便或便纸带血，继而滴血；重者为喷射状出血，便血数日后常可自行停止。

（2）痔块脱垂

常是晚期症状，多先有便血，后有脱垂，因晚期痔体增大，逐渐与肌层

---

① 外水道：经外奇穴，位于下腹部，脐中下3寸，前正中线旁开4寸，即水道旁开2寸。
② 外归来：经外奇穴，位于下腹部，脐中下4寸，前正中线旁开4寸，即归来旁开2寸。

分离，排便时被推出肛门外。

（3）疼痛

单纯性内痔无疼痛，少数有坠胀感，只有当内痔和混合痔脱出、嵌顿而出现水肿、感染、坏死时，才出现不同程度的疼痛。

（4）瘙痒

晚期内痔、痔块脱垂及肛门括约肌松弛，常导致分泌物流出，由于分泌物刺激，肛门周围常瘙痒不适，甚至出现皮肤湿疹。

3. 埋线治疗

（1）取穴（图7）

第 11 胸椎、第 2 腰椎、第 2 骶椎附近压痛点，长强。

（2）进针角度和深度

第 11 胸椎压痛点：向脊柱方向呈 60° 角进针，深度为 1 寸。第 2 腰椎压痛点：向脊柱方向呈 70° 角进针，深度为 1.5 寸。第 2 骶椎压痛点：朝尾骨方向呈 70° 角进针，深度为 1.5 寸～2 寸。长强：在尾骨尖端的痛点埋线，针尖向上，呈 70° 角进针 1 寸。

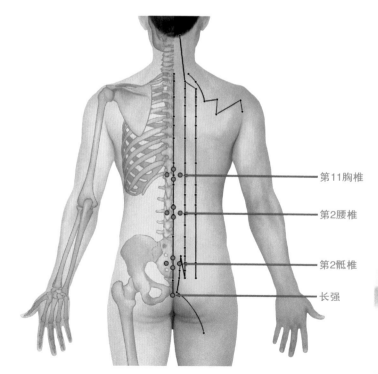

图 7　痔疮埋线穴位图

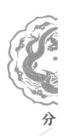

第二节 运动系统疾病

一、弓弦力学系统学说

人类在逐渐进化过程中，各骨骼之间形成了类似弓箭形状的力学系统，使人体能够完成各种生理功能。弓弦力学系统是以骨为弓，以关节囊、韧带、肌肉、筋膜为弦，分为动态弓弦力学系统和静态弓弦力学系统，可完成人体特定功能。动态弓弦力学系统以肌肉为动力，是人体骨关节产生主动运动的基础，静态弓弦力学系统是维持人体正常姿势的固定装置。

1. 静态弓弦力学系统

静态弓弦力学系统以关节连接的形式存在。关节连接即是关节囊与韧带相连接，是人体保持姿势及运动功能的基本单位，也是典型的静态弓弦力学系统。

2. 动态弓弦力学系统

人体进化为直立行走，其关节连接的形状和关节受力方式也发生了变化。骨骼本身不能产生运动，关节是骨骼连接的一种高度进化模式，只有骨骼肌收缩，才能带动关节的运动。也就是说，正常的关节是运动的基础，肌肉收缩是运动的动力。

人类骨骼肌都是超关节附着，即肌肉的两个附着点之间有一个关节存在，肌肉收缩会使该关节产生位移。所以一个运动单元即是一个典型的动态弓弦力学系统，包括一个正常的关节（静态弓弦力学系统）和超关节附着的骨骼肌。

3. 整体弓弦力学系统

人体为了完成不同的运动功能，就需要多个运动单元联合协调。在一个关节的内、外、前、后均有多组功能不同的软组织附着，从而形成了类似斜拉桥拉索连接的多个弓弦力学系统。

如果将人体力学系统视为一座悬索桥，肌肉、骨骼产生重力作用，如同桥梁；各个力学系统的软组织起到牵拉作用，如同斜拉索，而人体如同悬索桥中间的索塔。

悬索桥的主要负载并非来自于它上面的车辆，而是其自重，即桥梁的重量。假设索塔两侧的斜拉索受到桥梁的重力作用，对索塔产生两个对称的斜向拉力，这两个拉力可以分解为水平方向与竖直方向。水平方向的力可以相互抵消，竖直方向的力相互叠加并作用于索塔，并最终作用于桥墩。对于人体来说，如果软组织及各个力学系统产生的牵引力之间不能相互抵消，最终形成某个方向的合力并长期作用于人体，就有可能出现负荷性劳损，导致运动系统疾病的发生。

　　人体弓弦力学系统分为躯干弓弦力学系统和四肢骨关节弓弦力学系统，躯干弓弦力学系统又分为颈椎弓弦力学系统、胸椎弓弦力学系统和腰椎弓弦力学系统。四肢弓弦力学系统分为肩关节弓弦力学系统、肘关节弓弦力学系统、腕关节弓弦力学系统、手关节弓弦力学系统、髋关节弓弦力学系统、膝关节弓弦力学系统、踝关节弓弦力学系统、跖趾关节弓弦力学系统。

　　这些弓弦力学系统之间又相互连接，形成一个整体的力学系统。

二、脊柱侧弯

1. 概述

　　脊椎侧弯的主要特征是胸椎、腰椎区域在冠状面上发生了不正常的变形。因为很多动作在力学上都是相关联的，脊柱侧弯不正常的曲度多发生在水平面上，较少发生在矢状面上（图8）。

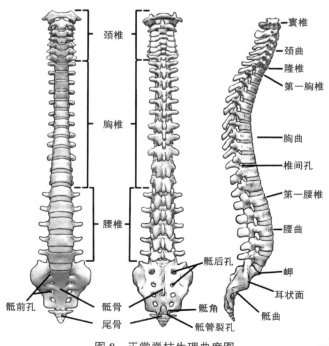

颈椎
胸椎
腰椎
骶前孔
骶骨
尾骨
骶后孔
骶角
骶管裂孔
寰椎
颈曲
隆椎
第一胸椎
胸曲
椎间孔
第一腰椎
腰曲
岬
耳状面
骶曲

图 8　正常脊柱生理曲度图

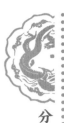

2. 临床分型及表现

（1）结构性脊柱侧弯

结构性脊柱侧弯是脊椎发生不可逆的侧弯合并椎体旋转，往往会同时出现肋骨驼峰，因为肋骨会被迫跟着胸椎转动。

（2）功能性脊柱侧弯

功能性脊柱侧弯又称为姿势性脊柱侧弯，是一种可逆性的脊柱侧弯，但可以发展为结构性脊柱侧弯。侧弯程度可用角度来分级。一般来说10°以内临床上不列为脊柱侧弯，多半视为脊柱不正。10°~20°为轻度侧弯，20°~40°为中度侧弯，40°以上为重度侧弯。

10°以内的侧弯，临床称为脊柱椎体位移。关于椎体的位移或者旋转，可以用棘突定点法来辨识出位移的椎体。

脊柱包括两个后凸（胸椎和骶椎）和两个前凸（颈椎和腰椎）。脊柱后凸是在机体受力的影响下逐步形成的，通常会发展为"S"形弯曲，可理解为整个脊柱在水平面上绕垂直轴旋转，水平型的骶骨基底在该过程中起关键作用，因肌梭高度敏感，前平面倾斜1~1.5mm即可诱发脊柱侧凸。

3. 埋线治疗

（1）取穴

选择侧弯位置棘突附近的夹脊穴或硬结。以手指触诊到偏斜的棘突后，选择突出的一侧；或者选择较为紧张的棘突间韧带，在棘突的下方压痛点明显处取穴。常用位置有以下两处：

1）竖直肌处：竖直肌位于脊柱沟内，由躯干部深部的深层肌组成，水平位置是从棘突起到椎弓板的后部或者横突，垂直位置是从颈部一直延伸到骶骨，是一个复杂的肌群，充满了整个脊柱沟。这个脊柱沟在体型较瘦者的身体上相对明显。当患者有明显背痛时，可以在脊柱沟的竖直肌处埋线。

2）胸椎棘突外侧：胸椎棘突外侧是指第1~12胸椎外侧两横指的地方，这些位置都可以做埋线的治疗点。

（2）定位方法

埋线时先用定位笔定位棘突空隙，在脊柱空隙不等处进行调整，宽处为进针点。此外，可以偏离脊柱轴心的大多数点的凹侧为进针点。

（3）进针角度和深度

朝向脊柱方向斜刺，深度为1.5寸，在凹的一边可以埋双线（图9），与身体纵轴方向平行。埋在肌肉的硬结处需要刺至肌肉层，其余的调整骨骼的埋线可以在筋膜层。根据偏歪距中线的距离决定埋线的根数。弓侧即凸侧，肌肉力量大，凹侧肌肉力量小，故需双线埋。

（4）注意事项

埋线有降低筋膜张力和增加筋膜张力的双向调节作用。脊柱侧弯调整需要3~5次，因为肌肉的记忆是21天，要根据埋线所用线体的吸收时间来进行治疗。

有时候脊柱侧弯也是个人习惯的问题，需要配合肌肉的训练及康复锻炼，通过埋线治疗脊柱侧弯能有明显的改善作用，后期也可采用类似于肌肉拉伸的方法。

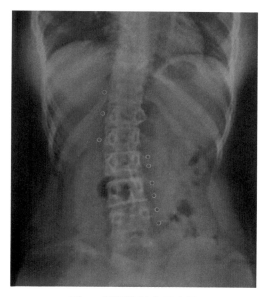

图9　埋线进针点示意图

三、弓背

1. 概述

弓背是胸椎后突所引起的一种常见的脊柱形态学改变，部分病例能够应用中医外治法纠正或改善病情。

2. 临床表现

病变主要累及中、下段胸椎椎体。脊柱胸段向后弯曲，使椎体正前方承受的压力大于后方。

3. 埋线治疗

（1）取穴（图10）

附分，魄户，膏肓，神堂，曲垣，秉风，天宗，肩中俞，肩外俞，臑俞，肩贞。在背部被拉长的筋膜处、张力较大处、肌肉紧张处取穴。

（2）进针角度和深度

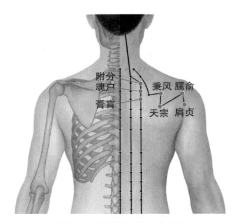

图 10　弓背埋线穴位图

附分、魄户、膏肓、神堂、曲垣、秉风、天宗：呈 30°角向下斜刺至浅筋膜层，深度约 1 寸。肩中俞，肩外俞：呈 15°角向下斜刺 1~1.2 寸。臑俞，肩贞：斜向脊柱方向，呈 15°角或垂直向下刺入 1.5 寸。

埋线有增强筋膜和肌张力的作用，在筋膜和肌肉松弛的部位埋线，以增加肌肉和筋膜间张力为主。

四、颈椎病

1. 概述

颈椎病是指因颈椎椎间盘退变，导致周围组织如肌肉筋膜、脊髓、神经、血管等受损，并由此引起的颈椎退行性疾病，是临床常见的多发病之一。

2. 临床表现

颈椎病的临床表现较为复杂，主要有颈背疼痛、上肢无力、手指发麻、下肢乏力、行走困难、头晕、恶心、呕吐，甚至视物模糊、心动过速及吞咽困难等。

3.埋线治疗

（1）定位

第4～6颈椎、第1胸椎旁开1寸处，或者第4～7颈椎旁开1寸处。

（2）进针角度和深度

根据患者胖瘦情况，直刺1～1.5寸。

附：大椎包

1.概述

大椎包以第7颈椎棘突处出现局部隆凸为特征，该局部中心位置相当于大椎穴的位置，因此称之为大椎包，又称为"上交叉综合征"。正常人的耳垂、躯干中间、股骨大转子、踝关节略前部基本在同一竖直线上，而长期伏案工作、瘦弱且缺乏锻炼的人会出现头部前倾或驼背，脊椎呈"C"形。X线侧位片显示颈椎的生理曲度变直或反张。

2.临床表现

头部前伸，肩膀耸起，双肩微微前翻，胸小肌和上斜方肌收紧或缩短；斜角肌及前锯肌薄弱。轻则为含胸，重则为驼背。当胸椎向后屈曲后，就形成了大椎包，这实际上是肌肉力量不平衡所致的一种病症。

3.埋线治疗

（1）取穴

向着大椎包的中心围刺埋线，或在斜角肌的筋结处埋线。进针时，针下应有涩滞感，一定要穿过颈夹肌，并配合斜角肌的点按。

斜角肌的定位方法：定位胸锁乳突肌的锁骨肌头后，只要稍向后靠近锁骨处，用1～2个手指就能触摸到前斜角肌肌腹（可以感觉到前斜角肌穿过胸锁乳突肌的锁骨肌头深面）。要求被检查者短促吸气和重复上部胸廓运动。当前斜角肌的上端固定于脊柱颈段时，它的运动能上提上部胸廓。

（2）进针角度和深度

在斜角肌的筋结处埋线时，应该斜向大椎包的中心点（图11）呈15°角进针。进针深度要穿过颈夹肌，约1～1.5寸。此外可以在肩井和大椎附近放血。前斜角肌筋膜的扳机点在进针时应配合缓慢深长的呼吸，轻轻加以压力，并慢慢抬手释放压力。如此数次可缓解。

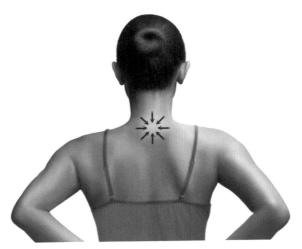

图 11　埋线围刺治疗大椎包

五、腰椎间盘突出症

1. 概述

腰椎间盘突出症是指因腰椎间盘变性、破裂后，髓核向侧后方突出（或脱出）或突至椎管内，致使相邻组织遭受刺激或压迫而出现的一系列临床症状，多见于男性青壮年。

2. 临床表现

（1）腰部疼痛

几乎所有患者均有腰部疼痛的症状，尤其在弯腰、劳累后疼痛会加重，或较长时期取同一姿势时腰痛加重，休息或卧床后疼痛可减轻；部分为骤发，并伴腰背部肌肉痉挛。

（2）下肢放射痛（坐骨神经痛）

疼痛主要沿臀部、大腿后方扩散至小腿后方，或至外踝及足趾。少数患者可出现由下向上的放射痛，即由足、小腿外侧、大腿后外侧扩散至臀部，多发生在一侧下肢。当咳嗽、喷嚏或用力憋气时腹压增高，导致疼痛加剧。

（3）下肢麻木及感觉异常

下肢麻木一般与下肢放射痛伴随出现。

（4）步行困难

多见行走困难。少数患者步行较久后，感觉腿部麻、胀、痛，需坐下或蹲下休息以便缓解。

3. 埋线治疗

（1）取穴（图 12）

相应病变腰椎附近的夹脊穴，腰椎横突及髂嵴附近的痛点。

（2）进针角度和深度

夹脊穴：直刺 2～2.5 寸。腰椎横突：呈 45° 角斜刺进针，以胀为度。第 4 腰椎旁开 3.5 寸，呈 15°～25° 角沿髂嵴上方斜刺，朝向髂嵴方向进针 2.5～4 寸。

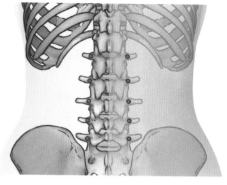

图 12　腰椎间盘突出症埋线取穴图

腰椎横突可以埋双线，也可以选择夹脊穴作为置针点，深度为 2～2.5 寸。

六、膝内翻

1. 概述

膝内翻，也称为 O 形腿。以两下肢自然伸直或站立时，两足内踝能相碰而两膝不能靠拢为主要表现的一种畸形疾病。

内、外侧副韧带是膝关节内外侧角度的稳定结构。走路外八字脚、稍息姿势站立、长期穿高跟鞋、盘坐、跪坐、蹲马步等，会给膝关节向外的力量，而这种力量会牵拉膝关节外侧副韧带，长期如此，就会导致膝关节外侧副韧带松弛。在膝关节外侧副韧带松弛的情况下，内侧副韧带偏大的力量就会牵拉小腿胫骨向内侧旋转，形成膝内翻。通过埋线可以促进腿部气血运行，矫正肌力平衡，强化薄弱肌群，改善腿型问题。

2. 临床表现

自然站立位时，双脚并拢对齐，身体自然放松，两膝关节中间有缝隙。表现为腿部肌肉发育不匀称，往往外侧肌肉多、内侧肌肉少。这样，形成的腿部肌肉轮廓线就是弯曲的，给人的感觉就是骨骼出现弯曲，其实根源是内外侧肌肉牵拉力不平衡。

3. 埋线治疗

（1）取穴

风市，阳陵泉，丘墟，亦可定位于两大腿外侧肌筋膜间可以触诊到的条索样筋膜高张力点。

（2）进针角度和深度

风市：呈30°～40°角进针到肌肉或骨表面。阳陵泉：斜刺1～5寸，以到骨面为度，亦可在阳陵泉以下2寸处埋线，多用于由腓骨下移引起的O形腿。丘墟：斜刺至皮下0.5～1寸，多用于小腿外侧肌群过紧。

七、膝外翻

1. 概述

膝外翻，一般也称为X形腿，指两足并立时，两侧膝关节碰在一起，而两足内踝无法靠拢，踝关节距离大于3cm。通过埋线可以促进腿部气血运行，矫正肌力平衡，强化薄弱肌群，改善腿型问题。

2. 临床表现

由于人们走路或跑步时用"内八"的姿势，还有一些患者因外伤造成肌力不平衡，或者坐姿不正确，形成X形腿。

3. 埋线取穴

（1）取穴（图13）

梁丘，膝阳关，驷马，伏兔。

（2）进针角度和深度

贴骨进针，与骨面呈90°角，埋线深度4～5寸。

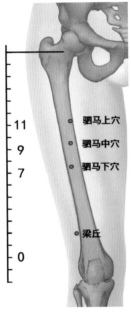

图13　膝外翻埋线取穴图

八、骨盆前倾

1. 概述

骨盆前倾是骨盆位置偏移的一种病态现象，较正常的骨盆位置是耻骨联合和两个髂前上棘形成的平面与地面呈90°角。埋线可以使线体作用于骨膜上，起到推动力或者阻力的作用

2. 临床表现

骨盆前倾最明显的症状是臀部后凸，在腰臀比、BMI值和体重都在正常范围内时，小腹仍旧前凸。

3. 埋线取穴

（1）取穴

两髂前上棘，五枢，维道，第 5 腰椎、第 1 骶椎夹脊穴，八髎（图 14）。

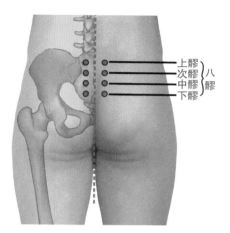

上髎
次髎 ）八
中髎 ）髎
下髎

图 14　八髎穴埋线进针点和角度图

（2）进针角度和深度

两髂前上棘：埋线在皮下，贴骨斜刺，进针约 1 寸。五枢，维道：向上斜刺，埋线在脂肪层。第 5 腰椎、第 1 骶椎夹脊穴：针尖向下，呈 15° 角斜刺 1 寸。八髎：以次髎为主，针尖方向向下，上髎与皮肤表面呈 15° 角进针，次髎与皮肤表面呈 30° 角进针，中髎与皮肤表面呈 40° 角进针，下髎与皮肤表面呈 60° 角进针，深度均为 3～3.5 寸，或以胀为度。

九、膝关节肿痛积液症

1. 概述

膝关节肿痛积液症是以膝关节部位为主的非炎症性风湿疾病，属于中医痹证、鹤膝风的范畴，中医学认为它主要由外伤或劳损所致。

《杂病源流犀烛》曰："忽然闪挫，必为气之震，震则激，激则雍，雍则气之周流一身者，忽因所雍而聚之一处……气雍在何处，则血亦凝在何处。"又有"膝为筋之府"之说，再加上《黄帝内经》指出："脾主肌肉、四肢，主运化；肝主筋，藏血；肾主骨，生髓。"本病多由于感风、寒、湿、湿热邪气，慢性劳损，跌打扭伤，引起关节气血痹阻，津液输布不畅，痰湿内聚，即"湿胜则肿"。

2.临床表现

急性期关节红肿热痛、活动不利，缓解期关节轻微肿痛、屈伸僵着。由于久病不愈，反复发作，导致关节软骨及软骨下骨质破坏，从而出现关节变形，功能活动严重障碍等症状。

3.埋线治疗

（1）取穴（图15）

血海上[①]，梁丘上[②]。

（2）进针角度和方向

患者取仰卧位，向股骨快速刺入，针尖到达股骨后稍向外提，再紧沿股骨上缘用力迅速刺入 0.5 寸左右。

4.注意事项

（1）术者手中感到进针阻力很大，说明进针到位。

（2）患者关节腔有强烈酸胀感、沉重抽动感，持续 1 分钟后减轻，进而自发性震动感。

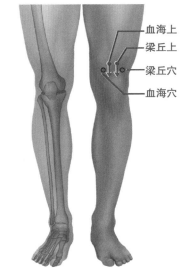

血海上
梁丘上
梁丘穴
血海穴

图 15　膝关节肿痛积液症埋线取穴图

十、网球肘

1.概述

网球肘（肱骨外上髁炎）是指手肘外侧肌腱发炎疼痛。疼痛的产生是由于负责手腕及手指背向伸展的肌肉重复用力而引起的，患者会在用力抓握或提举物体时感到患部疼痛。网球肘是过劳性综合征的典型表现。

在前臂过度旋前或旋后位，被动牵拉伸肌（握拳、屈腕）和主动收缩伸肌（伸腕）对肱骨外上髁处的伸肌总肌腱起点产生较大张力，如长期重复这种动作即可引起该处的慢性损伤。

2.临床表现

凡需反复用力活动腕部的职业和生活动作均可导致此类损伤，如网球、羽毛球、乒乓球运动员及钳工、厨师和家庭妇女等。少数情况下，平时不做文体活动的中老年文职人员，因肌肉软弱无力，即使短期提重物也可发生肱

---

① 血海上：经外奇穴，位于股骨内上髁直上 4～6 横指处，即在血海穴上 0.5 寸、外 1 寸处。

② 梁丘上：经外奇穴，位于股骨外上髁直上 4～6 横指处，即在梁丘穴上 0.5 寸，外 1 寸处。

骨外上髁炎，如出差提较重行李箱、搬运图书或家具等。

临床表现为逐渐出现肘关节外侧痛，在用力握拳、伸腕时加重以致不能持物。严重者完成拧毛巾、扫地等的生活动作均感困难。检查时，仅在肱骨外上髁、桡骨头及二者之间有局限性、极敏锐的压痛。皮肤无炎症，肘关节活动不受影响。

3.埋线治疗

（1）取穴（图16）

第6、7颈椎夹脊穴 ①，阿是穴。

（2）进针角度和深度

颈部夹脊穴：直刺进针1～1.5寸。阿是穴：针尖朝向身体外侧方向埋线，斜刺至筋膜层。

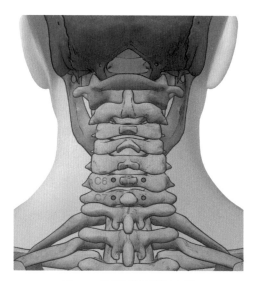

图16　网球肘埋线取穴图

十一、痉挛性斜颈

1.概述

痉挛性斜颈是一种局限性的肌张力障碍，表现为颈肌阵发性、无节律性的不自主收缩，从而引起头向一侧扭转或阵挛性倾斜。该病是一种以颈肌扭

---

① 颈椎夹脊穴：经验穴，位于第1颈椎至第7颈椎棘突下两侧，后正中线旁开0.5寸，一侧7穴，共14穴。第7颈椎夹脊穴即定喘。

转或阵挛性倾斜为特征的锥体外系器质性疾患。以成年人多见，至今病因不明。其发病率与性别、年龄有关，女性的发病率通常是男性的 1.5～1.9 倍，发病的高峰年龄为 50～60 岁。

2. 临床表现

本病起病缓慢，表现为单纯一侧胸锁乳突肌收缩时，头部不自主地向该侧旋转，颈部则向对侧屈曲。

可因情绪激动而加重，有轻度或偶尔发作至难治等不同程度，可持续终身，导致限制性运动障碍及姿势畸形。病程通常较长，1~5 年后呈停滞状态。部分年轻、病情较轻者，发病后 5 年内可自发痊愈。1/3 患者有其他部位张力障碍的表现，如眼睑、面部、下颌或手有不自主运动（如痉挛），睡眠状态时可消失。

3. 埋线治疗

（1）定位（图 17）

颈部紧张侧肌肉挛缩阳性点，第 2、3 颈椎患侧的椎体。

（2）进针的角度和深度

进针点选在患侧旁开 1.5 寸、向下 0.5 寸处，直刺 1 寸。

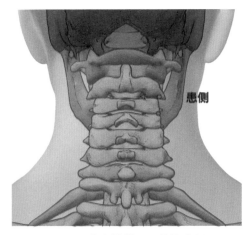

患侧

图 17 痉挛性斜颈埋线取穴图

十二、急性腰扭伤

1. 概述

急性腰扭伤是指腰部肌肉、筋膜、韧带等软组织因外力作用突然受到过度牵拉而引起的急性撕裂伤，常发生于搬抬重物、腰部肌肉强力收缩时。急性腰扭伤可使腰骶部肌肉的附着点、骨膜、筋膜和韧带等组织撕裂。

2. 临床表现

受伤后立即或延后数小时出现腰部疼痛，呈持续性剧痛，次日可因局部出血、肿胀，而使腰痛更为严重。或者只因轻微扭转腰部，当时无明显痛感，休息后次日感到腰部疼痛。表现为腰部活动受限，不能挺直，转侧俯仰不利，咳嗽、喷嚏、大小便可使疼痛加重。

3. 埋线治疗

（1）定位

痛处在腰肌两侧时，循太阳经所过，取痛侧天柱穴，一般此处可扪及明显压痛。疼痛明显者，常伴有轻度隆起，肉眼能鉴别，有异于对侧（图 18）。

（2）进针角度和深度

天柱：直刺进针 3~4cm 深，用徐疾补泻的泻法，得气强烈，三进三退后，将针体推至皮下，再以 15°~20° 角向下进针；亦可在进针 3~4cm 后再用徐疾补泻的泻法，三进三退，得气强烈后置线。

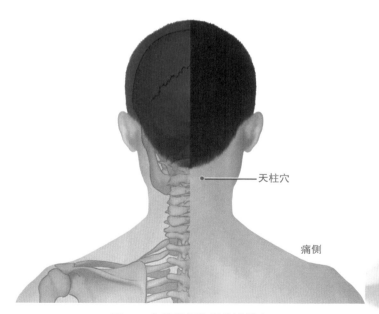

天柱穴

痛侧

图 18　急性腰扭伤埋线进针点

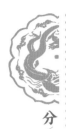

第三节 皮肤性疾病

一、神经性皮炎

1. 概述

神经性皮炎是一种局限性的皮肤神经功能障碍的皮肤病，又称慢性单纯性苔藓。中医学称之为"牛皮癣"，因其好发于颈部，状如牛颈之皮，厚且坚而得名。

2. 临床表现

表现为皮肤苔藓化，肥厚粗糙，瘙痒剧烈，病程缓慢，反复发作，常数年不愈，愈后易复发。

3. 埋线治疗

（1）取穴

主穴：星状神经节（图19）。

配穴：肺俞，心俞，大椎，灵台，曲池，血海，皮损区。

病变部位在头面、颈部：选取第3、4颈椎，曲池，阿是穴。

病变在下半身：外阴部位用第3骶椎，大腿部位用第1、2腰椎。

（2）进针角度和深度

肺俞，心俞：刺在浅筋膜层，呈30°角斜刺，进针1寸。大椎：呈70°

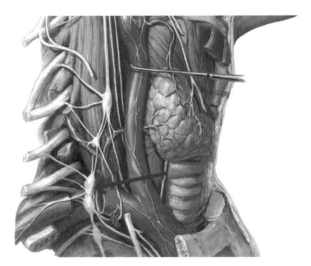

图19 星状神经节

角向上斜刺，进针1～2寸。灵台：呈15°角斜刺，进针1寸，针尖向上。曲池：针尖斜向头部，呈45°~60°角斜刺，进针1.5寸。血海，皮损区：平刺，于皮下埋线。

附：星状神经节埋线操作方法

体位：患者取仰卧位，术者站于患者右侧。使患者枕部与背部处于同一高度或将一薄枕置于其双肩下，使头尽量后仰，以充分暴露颈部。患者面向上方，下颌部抬向前，口微张开以减小颈前肌张力，使操作者易触及第6颈椎横突。

定位：环状软骨水平，胸锁乳突肌内侧缘，中线旁开1.5cm，胸锁关节上约2.5cm。

定点：术者左手拇指在定位处轻轻按压皮肤，以患者耐受为度，当触及颈动脉波动时，把颈动脉控制在指腹下，将胸锁乳突肌、颈总动脉、颈内动脉推向外侧，使之与气管、食管分开，向下按压，可触及明显的抵抗感，此为第6颈椎横突前结节，用标记笔标记，此处即为进针点。

穿刺方法：手术区消毒，戴无菌手套。术者左手四指与拇指分开，四指抵于枕骨或仅靠于患者颈部，做卡颈状动作，以确保操作时押手的相对稳定；拇指卡在定位处再次做"定点"动作，以确保进针点的准确性，然后拇指轻轻触及皮肤；右手持针，针斜口面对拇指，针尖触及进针点皮肤，拇指与针尖同时向下移动，将胸锁乳突肌、颈总动脉、颈内动脉推向外侧，触及颈动脉波动，确认已经把颈动脉控制在指腹下。然后继续向下移动，当到达第6颈椎横突前结节时有明显的抵抗感，稍停顿后，左手拇指固定，右手向下快速突破，针尖所到即为第6颈椎横突前结节。之后退针0.5cm，右手持针固定不动，左手拇指轻轻抬起，以颈部皮肤随之而起为度，此时标志成功。最后，退针，出针，按压片刻，贴创可贴。

二、痤疮

1. 概述

痤疮，中医称之为"粉刺"，俗称"青春痘"，是一种发生于毛囊皮脂腺的慢性皮肤病，多发于头面部、颈部、前胸、后背等皮脂腺丰富的部位，是皮肤科临床中的常见病。依据皮疹的严重程度可分为囊肿型、结节型和聚合型痤疮，依据年龄阶段又分青春期痤疮和青春期后痤疮。

2. 临床表现

主要临床症状为黑头粉刺、白头粉刺、炎性丘疹、脓疱、结节、囊肿，易形成色素沉着，毛孔粗大，甚至瘢痕样损害，影响美容，严重者可导致毁容。

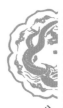

3. 埋线治疗

（1）取穴（图20）

主穴：

第1组：大椎，曲池，血海。

第2组：第2颈椎，第1、2胸椎夹脊穴。

两组穴位轮流选用。

配穴：四白，颧髎，下关透颊车，大椎，合谷，印堂。

（2）进针角度和深度

大椎：呈70°角向上或向下斜刺2寸。曲池：呈30°角向头部斜刺1.5寸。血海：平刺，埋线于皮下。第2颈椎，第1、2胸椎夹脊穴：针尖向上，呈15°角斜刺1～1.5寸。四白，颧髎：直刺或呈70°角向下斜刺1寸。下关透颊车：从下关进针，往颊车方向呈30°角斜刺1寸。大椎：向上或向下呈70°角斜刺进浅筋膜层，深度1.5～2寸。合谷：直刺1.5寸。印堂：向下平刺1寸。

4. 辅助疗法

大椎放血：用4号注射针头于基底部刺破，用闪罐法吸出瘀血，也可配合背部挑治。

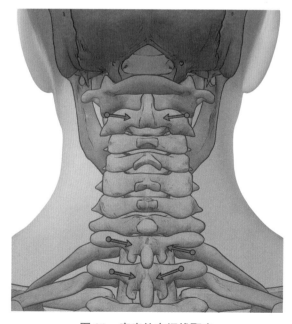

图20　痤疮处方埋线取穴

三、黄褐斑

1. 概述

黄褐斑也称肝斑，为面部的黄褐色色素沉着，多呈对称蝶形分布于颊部。多见于女性，血中雌激素水平高是本病的主要原因，其发病与妊娠、长期口服避孕药、月经紊乱有关。本病症状虽然在体表，病源却在体内，故应内外兼顾，标本同治。黄褐斑还与季节、日晒、内分泌因素有关，精神紧张、熬夜、劳累可加重症状。

2. 临床表现

损害部位呈黄褐色或深褐色斑片，常呈对称蝶形分布于颧颊部，也可累及眶周、前额、上唇和鼻部，边缘一般较明显。

3. 埋线治疗

（1）取穴（图21）

主穴：血海，三阴交，第7颈椎、第1胸椎夹脊穴。

配穴：脾俞，胃俞，斑点处。

（2）进针角度和深度

血海：皮下埋线，浅刺或呈15°角斜刺1寸。三阴交：胫骨后直刺1～1.2寸。第7颈椎、第1胸椎夹脊穴：直刺1寸。斑点处：呈15°斜刺1寸。脾俞、胃俞：在筋结处斜45°进针1～1.2寸。

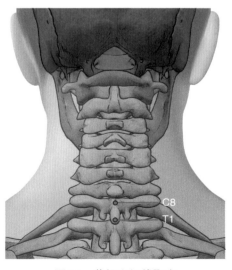

C8
T1

图21　黄褐斑埋线取穴

35

四、白癜风

1. 概述

白癜风是一种常见的后天局限性或泛发性皮肤色素脱失病，由于皮肤黑色素细胞功能消失引起，但机制尚不清楚。该病在全身各部位均可发生，常见于指背、腕、前臂、颜面、颈项及生殖器周围等，女性外阴部亦可发生，多见于青年妇女，中医称之为白癜、白驳风等。如《诸病源候论·白癜候》中记载："白癜者，面及颈项、身体、皮肉色变白，与肉色不同，亦不痒痛，谓之白癜。"又如《证治准绳》中记载："夫白疕者，是肺风流注皮肤之间，久而不去之所致也，多生于项面点点白斑，但无疮及不痒。"

2. 临床表现

白癜风是一种常见多发的色素性皮肤病，以局部或泛发性色素脱失，形成白斑为特征，易出现在神经末梢、关节、汗腺集中分布的地方以及皱褶摩擦部位，如面部、手背、腋部、乳头、腹股沟、骶部、腰周或女性胸背连线部位；环绕各种体腔开口部位，如眼、嘴唇等；躯体着力点部位，关节处、骨性突出处。

3. 埋线取穴

（1）取穴

第1组：曲池，阳陵泉，首发部位。

第2组：肾俞，肺俞，膻中。

第3组：根据脊髓节段与支配皮肤的生理解剖对应点取穴。例如白癜风在双小腿内侧者，在第3、4腰椎附近及阿是穴埋线。

以上几组穴位轮流使用。

（2）进针角度和深度

曲池，首发部位：呈15°～30°角在皮下斜刺1寸。阳陵泉：针尖朝向皮损，呈15°角斜刺1.5寸。肾俞，肺俞：针尖朝向脊柱，呈15°角斜刺1～1.2寸。膻中：针尖向上，呈15°角斜刺1.5寸。阿是穴：埋线在浅筋膜层，以不碰血管、不排异为度。脊髓柱节段：埋在脊柱旁0.5寸。

辅助疗法：局部梅花针叩刺、拔罐，再涂以补骨脂酊。

五、荨麻疹

1. 概述

荨麻疹俗称风疹块，是由于皮肤、黏膜小血管扩张及渗透性增加而出现的一种局限性水肿反应，通常在2～24小时内消退，但会反复出现新的皮疹，其病程迁延数日至数月。

2. 临床表现

主要症状是皮肤骤然瘙痒，出现大小不等的圆形或片状，风疹团颜色淡红或苍白，病程长短不一，消退后不留痕迹，可反复发作。

3. 埋线治疗

（1）取穴

主穴：曲池，阳陵泉，胃俞，膻中，肺俞，第9胸椎附近压痛点，风门，风市，风市前3寸。

配穴：血海，膈俞，足三里，三阴交。

（2）进针角度和深度

曲池：呈15°角向上斜刺至皮下，进针1寸。阳陵泉：沿胫骨方向向下，呈30°角斜刺，进针1.5寸。膻中：呈15°角，向下平刺1.5寸。胃俞，肺俞：呈30°～45°角，向脊柱方向斜刺1.5寸。风门、风市及风市前3寸：均刺至皮下，进针1寸。第9胸椎附近压痛点：向脊柱方向呈15°角斜刺1.5寸。血海：进针至皮下，呈15°角斜刺1寸。膈俞：向脊柱方向呈15°角进针1寸。足三里：直刺1～1.5寸。三阴交：针尖向上，呈15°角斜刺1寸。

第四节　妇科疾病

一、痛经

1. 概述

痛经为最常见的妇科症状之一，指行经前后或月经期出现下腹部疼痛、坠胀，伴有腰酸或其他不适，症状严重影响生活质量。痛经分为原发性痛经和继发性痛经两类，原发性痛经指生殖器官无器质性病变的痛经；继

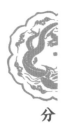

发性痛经指由盆腔器质性疾病，如子宫内膜异位症、子宫腺肌病等引起的痛经。

2. 临床表现

疼痛多自月经来潮后开始，最早出现在经前 12 小时，一般行经第 1 日痛剧，持续 2～3 日缓解。疼痛常呈痉挛性，位于下腹部耻骨上，可放射至腰骶部和大腿内侧，伴有恶心、呕吐、腹泻、头晕、乏力等症状。

3. 埋线治疗

（1）取穴（图 22）

主穴：次髎，关元，子宫[①]。

配穴：第 10～12 胸椎、第 1 骶椎附近压痛点。

（2）进针角度和深度

次髎：与皮肤表面呈 30° 角斜刺，向子宫方向进针 3.2 寸。关元：呈 30° 角斜刺 1.5 寸。子宫（穴）：向子宫方向呈 30° 角斜刺 2 寸。第 10～12 胸椎、第 1 骶椎附近压痛点：呈 15° 角斜刺 1.5 寸。第 1 骶椎附近压痛点：向子宫方向斜刺。

4. 辅助疗法

尾骶附近瘀络刺血。

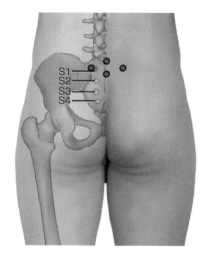

图 22　痛经埋线取穴图

二、乳腺增生

1. 概述

乳腺增生是正常乳腺小叶生理性增生与复旧不全，乳腺正常结构出现紊乱，属于病理性增生，它是既非炎症又非肿瘤的一类疾病，多发于 30～50 岁女性，发病高峰为 35～40 岁。

2. 分期

（1）Ⅰ期乳腺增生：乳腺小叶增生

乳腺初期增生，多发生在 25～35 岁，症状表现较轻，属于乳腺增生Ⅰ期。

---

① 子宫：经外奇穴，位于脐中下 4 寸，前正中线旁开 3 寸，即中极穴旁开 3 寸。

（2）Ⅱ期乳腺增生：乳腺腺病，乳腺导管扩张症

乳腺初期增生进一步发展，从小叶增生发展到乳腺导管扩张，称为乳腺腺病，多发于 30～45 岁，症状表现严重，属于乳腺增生Ⅱ期。本期病症容易引起重视，往往治愈比较困难，久治不愈造成患者精神压抑，导致症状加重。严重者会导致内分泌紊乱，如月经不调、失眠多梦、肤色晦暗等系列反应。

（3）Ⅲ期乳腺增生：囊性增生，乳腺导管扩张合并上皮细胞增生症

本期是乳腺Ⅱ期增生的进一步发展，多发生在 40～55 岁，症状表现非常严重。Ⅲ期乳腺增生往往会给患者带来精神压抑及恐惧心理。

（4）Ⅳ期乳腺增生：乳腺囊肿病

乳腺导管细胞及上皮细胞大量堆积死亡，形成囊肿性肿块，癌变率较高。

（5）Ⅴ期乳腺增生：乳腺癌

本期多由囊性增生和囊肿进一步发展而来。乳腺癌的早期治疗首选手术，保乳与否应根据具体情况。Ⅰ期和Ⅱ期乳腺增生发展成乳腺癌的概率为 1%～3%，但患乳腺增生后应及时治疗，不能任其发展。

3. 临床表现

（1）乳房疼痛

常为胀痛或刺痛，可累及一侧或两侧乳房，以一侧偏重多见，疼痛严重者不可触碰，甚至影响日常生活及工作。疼痛以乳房肿块处为主，亦可向患侧腋窝、胸胁或肩背部放射，有些则表现为乳头疼痛或痒。疼痛常于月经前数天出现或加重，行经后明显减轻或消失，疼痛亦可随情绪变化而波动。这种与月经周期及情绪变化有关的疼痛是乳腺增生病临床表现的主要特点。

（2）乳房肿块

可发于单侧或双侧乳房内，数量为单个或多个，好发于乳房外上象限，亦可见于其他象限。肿块形状有片块状、结节状、条索状、颗粒状等，其中以片块状为多见。肿块边界不明显，质地中等或稍硬韧，活动度好，与周围组织无粘连，常有触痛。肿块大小不一，小者如粟粒般大，大者可逾 3～4cm。乳房肿块随月经周期而变化，月经前肿块增大变硬，月经来潮后肿块缩小变软。

（3）乳头溢液

少数患者可出现乳头溢液，为自发溢液，呈草黄色或棕色浆液性溢液。

（4）情志改变

患者常感情志不畅或心烦易怒，每遇生气、精神紧张或劳累后加重。

4. 埋线治疗

（1）取穴

主穴：膻中，屋翳，期门，天宗，肩井，肩中，阿是穴（找准阳性部位或肿痛的结节），第4胸椎左右旁开1寸处。

配穴：肝俞，丰隆。

（2）进针角度和深度

膻中：针尖向下平刺1.5寸，以镇痛为主，可贴骨进针。屋翳，期门：常人捏起皮肤从皮下刺到脂肪层，瘦人贴骨于皮下1寸埋线即可。天宗：直刺或向周围斜刺1寸，使针感放射至乳房。肩井：捏起皮肤，针尖向上平刺1寸（图23）。肩中：刺硬结，呈15°角斜刺1寸。阿是穴：刺浅筋膜层，呈15°角斜刺1寸。第4胸椎左右旁开1寸处：呈15°角朝向病灶进针1寸。肝俞：与脊柱呈45°角斜刺在浅筋膜层1.5寸。丰隆：直刺至肌肉层，约1~1.5寸。

乳腺增生Ⅳ期及以上，病变局部不宜针刺。

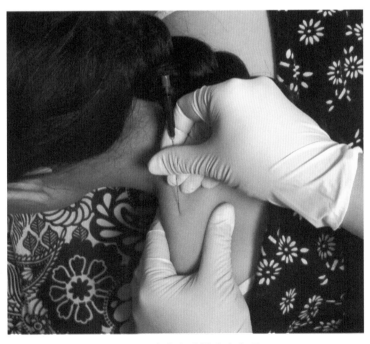

图23 肩井穴进针注意事项

三、副乳

1. 概述

副乳是指正常乳房组织以外出现的另外一对或多对乳腺组织，多发于腋前部或乳房下方（图24）。

副乳的发生主要是由于胚胎发育期的异常，在胚胎早期自腋部至腹股沟出现两排乳腺胚芽，呈多个突起。从胚胎9周起这些乳腺大多开始退化，仅留下胸前1对，继续发育成为乳房。若腋下部位继续发育增大，则成为副乳，个别会有乳头。

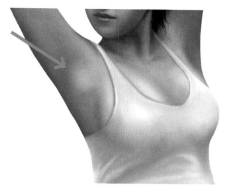

图 24 副乳

2. 临床表现

副乳可在妊娠期、哺乳期增大，甚至分泌乳汁，超声检查可确诊。

3. 埋线治疗

（1）取穴

渊腋，辄筋，乳根，曲泉，上三黄（天黄、明黄、其黄），侠溪，阿是穴，胸大肌、胸小肌的筋结点，取穴时注意避开乳腺导管和乳腺增生处。

（2）进针角度和深度

渊腋，辄筋：捏起皮肤，刺在浅筋膜层，约在皮下1~1.5寸。乳根：斜刺0.5寸。曲泉：在屈膝内侧横纹上凹陷处进针，呈30°角斜刺1寸。上三黄：呈60°角斜刺1寸，约至肌肉层。侠溪：呈30°角进针1寸。阿是穴及胸大肌、胸小肌的筋结点：斜刺在浅筋膜层，呈15°角进针1寸。

四、卵巢早衰

1. 概述

卵巢早衰（POF）是指卵巢功能衰竭所导致的40岁之前即闭经的现象。特点是原发或继发闭经，伴随促性腺激素水平升高和雌激素水平降低，并伴有一系列不同程度的低雌激素症状，如潮热多汗、面部潮红、性欲低下等。妇女的平均自然绝经年龄为50~52岁，绝经年龄存在着种族和地区分布的差异，但其绝对值相差不大。

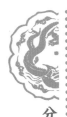

Coulam 等总结 1858 例妇女的自然闭经情况，40 岁以下的 POF 发生率为 1%，30 岁以下的 POF 发生率为 1‰。原发闭经中 POF 占 10%～28%，继发闭经中 POF 占 4%～18%。徐苓等发现北京地区妇女 POF 发生率为 1.8%。由此可见，POF 在临床上并不少见。

2. 临床表现

女性在 40 岁以前出现原发性或继发性闭经，伴促性腺激素水平升高和雌激素水平降低，并伴有不同程度的围绝经期表现。

3. 埋线取穴

（1）取穴（图 25）

主穴：手三里，卵巢[①]。

配穴：八髎，关元透中极。

（2）进针角度和深度

手三里：针尖向上，呈 15° 角斜刺 1.5～2 寸。卵巢（穴）：向卵巢方向，呈 30° 角斜刺 1.5 寸。上髎，次髎，中髎：针尖朝下，分别呈 15° 角、30° 角、60° 角刺入。下髎：针尖朝上，呈 15° 角刺入。关元透中极：呈 30° 角斜刺 2～2.5 寸。

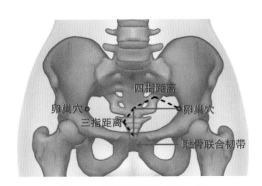

图 25　卵巢早衰埋线取穴图

五、不孕症

1. 概述

不孕症是指夫妻规律性生活 1 年，未采取任何避孕措施而没有成功妊娠者。不孕症分为原发不孕及继发不孕，原发不孕为从未受孕，继发不孕为曾经

① 卵巢：经外奇穴，位于耻骨联合中点上 3 横指，旁开 4 横指处。

怀孕以后又不孕。根据这种严格的定义，不孕是一种常见的问题，影响到至少10%～15%的育龄夫妇。引起不孕的发病原因分为男性不育和女性不孕。

2. 埋线取穴

（1）取穴（图26）

主穴：气海，关元，水道，子宫，第5腰椎夹脊穴，第1骶椎棘突①。

配穴：中脘，足三里。

（2）进针角度和深度

气海，关元：针尖向下略斜，呈15°角进针1.5～2寸。水道：针尖向子宫方向进针1.5寸。子宫（穴）：呈15°角，向耻骨方向斜刺1.5寸。第5腰椎、第1骶椎处：直刺1～1.5寸，以胀为度。中脘：直刺1～1.5寸。足三里：直刺1.5寸。

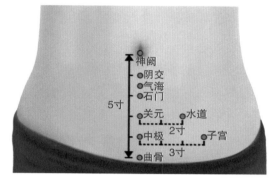

图26　不孕症埋线取穴图

六、月经失调

1. 概述

月经失调也称月经不调，是妇科常见病，主要是指周期紊乱以及经期、经量的异常。

2. 临床表现

月经周期提前或推后，月经量异常，或月经前、经期伴腹痛及全身症状。

3. 埋线治疗

（1）取穴

次髎，气海，肝俞，脾俞，三阴交。

（2）进针深度和方向

次髎：直刺3～3.5寸。气海：针尖向下，呈15°角斜刺1.5寸。肝俞，脾俞：向脊柱方向，呈15°角斜刺1.2寸。三阴交：针尖向下，呈15°角斜刺0.8寸。

---

① 第5腰椎、第1骶椎处神经有收缩子宫和睾丸血管的作用，如第1骶椎的变形会造成子宫缺血而引发不孕。

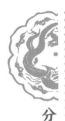

第五节 心脑血管与内分泌系统疾病

一、糖尿病

1. 概述

糖尿病是以高血糖为特征的代谢性疾病，由于胰岛素分泌或作用的缺陷，或者两者同时存在而引起。糖尿病分为 1 型糖尿病和 2 型糖尿病。其中 2 型糖尿病的患者体内产生胰岛素的能力并非完全丧失，有的患者体内胰岛素甚至产生过多，但作用效果较差，因此患者体内的胰岛素是一种相对缺乏状态。2 型糖尿病可以通过口服某些药物刺激体内胰岛素的分泌，但到后期仍有一些患者需要使用胰岛素治疗。

2. 临床表现

多饮、多食、多尿或体重减轻。久病者常有心、脑、肾、神经、血管、眼底的多重损害以及功能障碍。糖尿病多在 35～40 岁之后发病，占糖尿病患者的 90% 以上。

3. 诊断标准

表 糖尿病的诊断标准 [①]

诊断标准	静脉血浆葡萄糖或 HbA1c 水平
典型糖尿病症状	
加上 随机血糖	≥ 11.1
或加上 空腹血糖	≥ 7.0
或加上 OGTT 2h 血糖	≥ 11.1
或加上 HbA1c	6.5%
无糖尿病典型症状者，需改日复查确认	

注：OGTT 为口服葡萄糖耐量试验；HbA1c 为糖化血红蛋白。典型糖尿病症状包括烦渴多饮、多尿、多食、不明原因体重下降；随机血糖指不考虑上次用餐时间，一天中任意时间的血糖，不能用来诊断空腹血糖受损或糖耐量降低；空腹状态指至少 8h 没有进食热量

———————

① 选自《中国 2 型糖尿病防治指南（2020 年版）》。

4. 埋线对糖尿病的作用

（1）减轻糖尿病的伴随症状，如口渴、心慌、胃胀满、大便溏泻等。

（2）降低血糖。

（3）延缓或者改善并发症的发生，如冠心病、胃轻瘫、周围神经病变、糖尿病肾病、脑梗死。

5. 埋线取穴

（1）取穴（图27，图28）

主穴：脾俞，胃俞，肝俞，肾俞，地机，阴陵泉。

配穴：

第1组：下三皇。

第2组：腹哀，阳池，腕骨，承浆。

两组配穴交替使用。

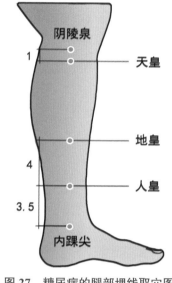

图 27　糖尿病的腿部埋线取穴图

（2）进针角度和深度

脾俞，胃俞，肝俞，肾俞：向脊柱方向呈15°角斜刺，脾俞、胃俞、肝俞进针1寸。肾俞进针1.2寸，于胸椎附近肌肉凹侧处（肌肉力量最小处）埋线。地机，阴陵泉：沿脾经方向进针，呈15°角斜刺1寸。下三皇：沿胫骨方向，直刺1.5寸，埋线于肌肉凹陷处。腹哀：向脊柱方向，呈15°角针刺1.2寸。阳池：向头部方向，于肌肉空隙处呈30°角斜刺1寸。腕骨：直刺0.5寸。承浆：斜刺0.5寸。

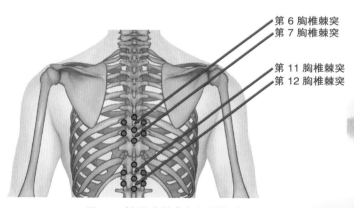

图 28　糖尿病的背部埋线取穴图

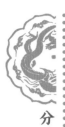

6. 埋线注意事项

（1）临床患者的治疗周期根据线体的吸收时间而定，一般采用 PDO 线体，建议在线体完全吸收前 2~3 天进行下一次埋线。

（2）埋线治疗时，血糖最高峰值不超过 17mmol/L。

（3）服用西药治疗的患者必须严格检测血糖，血糖在埋线后最多可下降至 6mmol/L；对于从未使用西药治疗的患者埋线降糖的作用可能略缓。

（4）尽可能使用 PDO 线体。

（5）如空腹血糖大于 >16mm/L，尽量不在下肢埋线。

二、高血压

1. 概述

按照世界卫生组织建议的血压标准：凡正常成人收缩压应 ≤ 140mmHg，舒张压 ≤ 90mmHg。高血压是指在未使用降压药物的情况下，收缩压 ≥ 140mmHg 和（或）舒张压 ≥ 90mmHg。

根据血压升高水平，又进一步将高血压分为 1 级、2 级和 3 级。诊断高血压时必须多次测量血压，一般需要非同日测量 3 次来判断血压升高及其分级，尤其是轻、中度血压升高者。仅一次血压升高者尚不能确诊，但需随访观察。

2. 临床表现

早期可能无症状或症状不明显，仅仅会在劳累、精神紧张、情绪波动后发生血压升高，并在休息后恢复正常。随着病程的延长，血压明显地持续升高，逐渐会出现各种症状，如头痛、头晕、注意力不集中、记忆力减退、肢体麻木、夜尿增多、心悸、胸闷、乏力等。当血压突然升高到一定程度时，甚至会出现剧烈头痛、呕吐、心悸、眩晕等症状，严重时会发生神志不清、抽搐。

3. 埋线治疗

（1）取穴（图 29，图 30）

第 1、2 颈椎夹脊穴以及第 1~7 胸椎偏歪棘突，曲池，星状神经节。

（2）进针角度和深度

第 1、2 颈椎夹脊穴：直刺 1 寸。第 1~7 胸椎偏歪棘突：针体朝向脊柱，呈 15°~30° 角，深度 1~1.2 寸，以胀为度。曲池：向心，呈 15° 角斜刺 1~1.2 寸。星状神经节：刺法见第 33 页。

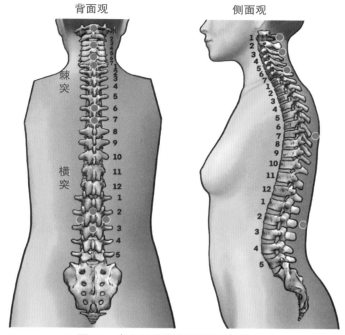

背面观　　　　　侧面观

棘突

横突

图 29　高血压病背部埋线取穴图（1）

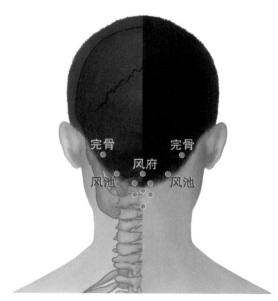

完骨　　　完骨
风府
风池　　风池

图 30　高血压病颈部埋线取穴图（2）

（3）穴位加减

1）高血压伴血管硬化：加中枢，在第 10 胸椎棘突下呈 60°角进针，深度 1 寸。如有肥胖，加中脘、梁门、天枢、大横、带脉、气海、关元。

2）改善椎动脉供血：枕寰椎旁开 2 横指处：埋线，深度 1 寸。第 1、2 颈椎附近压痛点：直刺 1 寸。第 6、7 颈椎间旁开 2 寸处：直刺 0.8～1.2 寸。第 6 胸椎、第 2 腰椎附近压痛点：朝向脊柱方向，呈 30°角斜刺 0.8～1.5 寸。风池：斜向对侧眼睛进针，深度 1 寸。风府：平刺 1 寸，针尖向下。完骨：直刺 1 寸。翳风：直刺 1～1.2 寸，注意根据患者胖瘦调节进针深浅。

4. 辅助疗法

肩井放血，每次每穴 30～50mL。或针刺曲池、人迎[1]。

三、高脂血症

1. 概述

高脂血症是一种全身性疾病，指脂肪代谢或转运异常，使血浆一种或多种脂质高于正常值。血中总胆固醇（TC）和 / 或甘油三酯（TG）过高或高密度脂蛋白胆固醇（HDL-C）过低，也可看作是血脂异常。脂质不溶或微溶于水，必须与蛋白质结合以脂蛋白形式存在，因此，高脂血症通常也被称为高脂蛋白血症。

2. 临床表现

（1）原发性高脂血症多见于儿童，继发性高脂血症多在 20 岁之后发病，多数人无症状，也可早年发生冠心病及其他动脉粥样硬化性疾病，如中风、周围血管病，常有肥胖或糖尿病、高胰岛素血症、高尿酸血症，此外常出现睑黄瘤，位于上下眼睑。脂肪在真皮沉积后就会形成黄色瘤，脂质在血管沉积后就会形成动脉硬化。

（2）在血脂方面，血液 TC 和 TG 水平可作为诊断高脂血症的依据。中国人血清 TC 的正常值为 < 5.20mmol/L，5.23～5.69mmol/L 为边缘升高，> 5.72mmol/L 为升高。TG 的正常值为 < 1.70mmol/L，> 1.70mmol/L 为升高。

在脂蛋白方面，HDL-C > 1.04mmol/L 为正常值，< 0.91mmol/L 为减低。LDL-C 的正常值为 < 3.12mmol/L，3.15～3.61mmol/L 为边缘升高，> 3.64mmol/L 为升高。血浆总胆固醇浓度 > 5.17mmol/L，血浆三酰甘油

---

[1] 人迎的针刺方法：先摸到星状神经节，再在其表面摸到动脉搏动处，然后紧贴此搏动处进针。

> 2.3mmol/L，LDL-C 浓度 < 100mg/dL，HDL-C < 40mmol/L 为冠心病的危险因素。

3. 埋线治疗

（1）取穴

第 1 组：脾俞，胃俞，三焦俞，足三里，三阴交。

第 2 组：腹部基础穴，包括中脘、关元、天枢。

两组交替使用。

（2）进针角度和深度

脾俞，胃俞，三焦俞：针体与脊柱呈 45°角，向中线斜刺 1.2 寸。足三里：直刺 1~1.2 寸。三阴交：针尖向下，呈 15°角斜刺 0.8 寸。腹部基础穴：直刺 1~1.5 寸。

小腿脾经上的穴位与胫骨垂直进针，约进针 1~1.5 寸。

（3）穴位加减

气滞血瘀：配膈俞，与脊柱呈 30°角斜刺 1.2 寸。

腹围过大：在腹横肌表面埋线，沿带脉上下双线埋，注意带脉的下移，可于带脉与身体呈 15°角时斜刺 1~1.2 寸。若有心血管堵塞或伴有胸部闷痛者，均可在第 3、4 胸椎夹脊穴呈 15°角斜刺 1 寸并埋线（图 31）。

4. 辅助疗法

于小腿内侧及手臂内侧静脉曲张处放血。

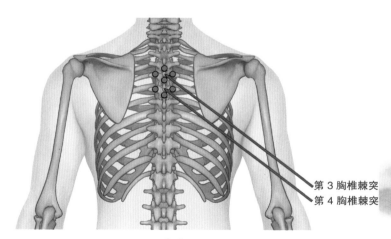

第 3 胸椎棘突
第 4 胸椎棘突

图 31　高脂血症埋线取穴图

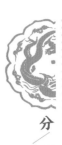

四、中风后遗症的下肢无力

1. 概述

下肢无力是常见的中风后遗症，主要表现为瘫痪，此外还有举步维艰、健侧下肢抬举无力等。中风引起的瘫痪可分为两类：①中枢性瘫痪，即上运动神经元（包括中央前回、皮质脑干束和脊髓束径路）的病变，其特点为：肌张力增高、深反射亢进、病理反射阳性、早期一般无明显肌萎缩。临床常见4种类型：单瘫、偏瘫、交叉性瘫痪、截瘫及四肢瘫。②周围性瘫痪：是指下运动神经元的病变，其特点为：肌张力减低、深反射减弱或消失、无病理反射、肌萎缩较显著。

2. 埋线取穴

（1）取穴

腰部无力：第3、4、5腰椎夹脊穴。前平衡：神庭、上星。后平衡：人字缝、后顶、强间。调节肌力：环跳。

治疗时应当先进行结构分析，例如足内翻多伴有臀肌无力、大腿内收肌无力、胫骨外翻或股骨外旋，改变上述结构可起效。然后进行选穴治疗，比如在臀中肌、臀小肌的硬结处埋线，腰部无力为主则在第3、4、5腰椎夹脊穴埋线。若下肢站立不稳，则应先调平衡。前平衡则在神庭、上星埋线，后平衡则在人字缝上的压痛点、后顶、强间埋线。调节两边肌肉软硬、肌力强弱，则选足少阳胆经穴位，多于环跳埋线。

（2）进针角度和深度

第3、4、5腰椎夹脊穴：直刺1～1.5寸。神庭，上星：平刺1寸。人字缝上压痛点：平刺1寸。后顶，强间：平刺1寸。环跳：直刺2.5～3寸，以有针感为度。臀中肌、臀小肌硬结：直刺1～1.5寸。少阳胆经穴位：需贴骨刺1～1.2寸。

五、动脉硬化

1. 概述

动脉硬化是动脉的一种非炎症性病变，可使动脉管壁增厚、变硬、失去弹性和管腔狭小。动脉硬化是随着年龄增长而出现的一种血管疾病，通常是在青少年时期已开始发生，至中老年时期加重、发病。男性较女性多见，近年来本病在我国的发病率逐渐增高，成为老年人死亡的主要原因之一。动脉硬化有 3 种主要类型：细小动脉硬化、动脉中层硬化、动脉粥样硬化。

2. 临床表现

临床表现主要决定于病变血管及受累器官的缺血程度。早期的动脉硬化患者大多数没有临床症状，都处在隐匿状态下潜伏发病；中期的动脉硬化患者大多数都有心悸、心慌、胸痛、胸闷、头痛、头晕、四肢凉麻或酸懒、跛行、视力降低、记忆力下降、失眠、多梦等临床症状，不同的患者会有不同的症状。

冠状动脉粥样硬化者，若管径狭窄达 75% 以上，则可发生心绞痛、心肌梗死、心律失常，甚至猝死。

脑动脉硬化，可引起脑缺血（包括暂时性缺血性发作）、脑萎缩，或造成脑血管破裂出血。脑动脉硬化的早期可伴有如下并发症：神经衰弱（常有头晕、头痛、耳鸣、嗜睡、记忆力减退、易疲劳），情感异常（情绪易激动，缺乏自制力，随着病情的加重会逐渐变得表情淡漠，对周围事物缺乏兴趣），判断力低下（表现为不能持久地集中注意力，想象力降低，处理问题要靠别人协助）。脑动脉硬化发展到中后期时，可出现步态僵硬或步履不稳、痴呆、癫痫样痉挛发作、脑中风等。

肾动脉粥样硬化，常引起夜尿多、顽固性高血压，严重者可有肾功能不全。

肠系膜动脉粥样硬化，可表现为饱餐后腹痛、便血等症状。

下肢动脉粥样硬化的早期症状主要表现为间歇性跛行，晚期时患者在休息时也会发生疼痛，常伴有肢端麻木、足背动脉搏动消失等症状，甚者还可发生肢端溃疡和坏疽。

3. 埋线取穴

（1）取穴

风池、供血[①]、肩井、阳陵泉、天柱、完骨、翳风，或沿偏瘫上

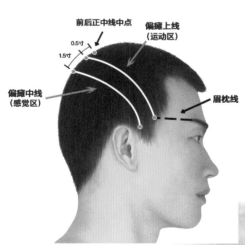

图32 中风后遗症埋线取穴图

---

① 供血：经外奇穴，位于风池穴之下 1.5 寸。

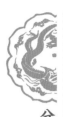

线①、偏瘫中线②取穴（图 32）。

如中风伴有颈椎病和颈项筋膜炎，选择第 1、2、3、4 颈椎夹脊穴直刺并埋线。或者选择颈部横纹对应夹脊穴处，以及肩中俞、肩井、天宗、秉风埋线。全身动脉硬化以及颈动脉斑块堵塞 50% 以上者，治疗效果较差。

（2）进针角度和深度

风池：向眼球方向斜刺 1.2 寸。供血：直刺 1 寸。肩井：捏起皮肤及皮下组织，针尖向上斜刺 1.5 寸。阳陵泉：针尖向上斜刺 1.2 寸。天柱：直刺 1寸。完骨，翳风：直刺 1 寸。偏瘫上线、偏瘫中线：埋线，每根线 1.5cm 并排，全区布线。肩中俞，肩井，天宗，秉风：呈 15° 角斜刺 1 寸。第 1、2、3 颈椎夹脊穴：直刺 1 寸。颈部横纹：直刺 1 寸。

六、脑供血不足

1. 概述

脑供血不足是指因大脑某一局部的血液供应不足而引起的脑功能障碍，与脑动脉硬化有关。

2. 临床表现

反复出现头晕、头痛，常伴有心烦、耳鸣、烦躁易怒、失眠多梦、记忆力减退、注意力不集中、健忘等症状。多数患者有高血压、高血脂、糖尿病病史，进展期可有神经精神症状和体征，眼底检查可见眼底动脉硬化改变。

3. 埋线取穴

（1）取穴

风池，完骨，天柱，翳风。

（2）进针角度和深度

风池：向对侧眼球斜刺进针 1~1.5 寸，以胀为度。天柱：直刺 1 寸。完骨，翳风：与皮肤表面垂直，均直刺 1 寸。

---

① 偏瘫上线：即运动区，以前后正中线中点后 0.5cm 为上点，眉枕线与鬓角发际前缘的交点为下点的连线。
② 偏瘫中线：即感觉区，偏瘫上线后方 1.5cm 处为感觉区。

第六节　呼吸系统疾病

一、过敏性鼻炎

1. 概述

过敏性鼻炎即变应性鼻炎（AR），是指特应性个体接触变应原后主要由 IgE 介导的介质（主要是组织胺）释放，并由多种免疫活性细胞和细胞因子等参与的鼻黏膜非感染性炎性疾病。其发生的必要条件：①特异性抗原，即引起机体免疫反应的物质；②特应性个体，即所谓个体差异、过敏体质；③特异性抗原与特应型个体，即二者同时出现。过敏性鼻炎可导致许多疾病，甚至丧失劳动力。

2. 临床表现

主要是阵发性喷嚏、清水样鼻涕、鼻塞和鼻痒。检查可见鼻黏膜苍白，双下甲水肿，总鼻道和鼻底可见清涕或黏涕。

3. 埋线治疗

（1）取穴

主穴：翼腭神经节[1]。

配穴：颧髎，鼻旁，足三里，太溪，迎香，印堂，上星，鼻通[2]。

（2）翼腭神经节埋线操作方法

1）定位：患者取仰卧位，侧卧位或端坐位。

2）进针点：在下颌骨髁状突向 1cm 处，即颧弓下缘与下颌骨冠突后缘交界处的体表投影点。押手（拇指）按在颧弓下，指尖处为进针点。进针深度 45～55cm，以胀为度。

3）消毒：常规消毒，并戴无菌手套。

4）定向：刺手持针，针刺方向与额状面呈 15° 角，与矢状面呈 75° 角，与水平面呈 15° 角，整体进针方向为前内上。

5）刺入：快速突破，缓慢推进。

解剖层次：皮肤→浅筋膜→咬肌→颧弓下缘与冠突后缘交界处→颞肌→

---

① 翼腭神经节，也称蝶腭神经节，位于翼腭窝内，上颌神经下方。

② 鼻通：即上迎香。鼻骨下凹陷，鼻唇沟上端尽处。

翼外肌→翼腭裂外口蜂窝组织→翼腭裂隙腔→蝶腭神经节（图33）。

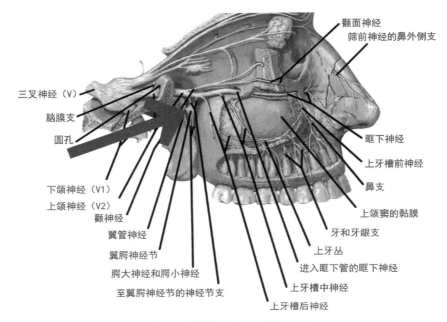

图 33　蝶腭神经节埋线取穴图

6）手法：缓慢提插，探索进针，当到达蝶腭神经节时，可获得明显的针感。患者的同侧目内眦下至口角有麻木、胀重感，伴齿痛或放电样酸胀感，同侧面部产生剧烈电击感，鼻内有喷水样感和吹风样感，以及鼻腔紧缩感。

7）埋线：获得针感后方可埋线，出针，可以用 PDO 线。

8）疗程：每周 1 次，两侧交替进行，6 次为 1 个疗程。

（3）其他穴位进针角度和深度

颧髎：向鼻根方向斜刺 1.5 寸。鼻旁：平刺 1 寸。足三里：直刺 1.2 寸。太溪：呈 15°角斜刺或平刺 1 寸。迎香：针尖向下，呈 15°角斜刺 1 寸。印堂，上星：呈 15°角斜刺或平刺 1 寸。鼻通：向下斜刺 0.5 寸。

二、慢性阻塞性肺病

1. 概述

慢性阻塞性肺病（COPD）是一种破坏性的肺部疾病，是以不完全可逆的气流受限为特征的疾病，气流受限通常呈进行性发展并与肺对有害颗粒或气体的异常炎症反应有关。COPD 是一种可以预防和治疗的慢性气道炎症性疾病。

2. 临床表现

（1）症状

咳嗽、咳痰（痰量多、脓性痰提示有感染，为急性发作期）。

（2）体征

1）视诊：桶状胸。

2）触诊：双侧语颤减弱。

3）叩诊：肺部过清音。

4）听诊：呼吸音减弱，呼气延长，可闻及干啰音。

3. 埋线治疗

（1）取穴

主穴：膻中，风门，肺俞，厥阴俞，心俞，膈俞，肾俞，天突，定喘，丰隆，足三里，喉返神经穴[①]，第1胸椎夹脊穴，肋间肌表面的筋膜张力高处。

配穴：肺俞，膏肓。

（2）进针角度和深度

夹脊穴：呈30°角向脊柱方向斜刺1寸。膻中：直刺1寸。天突：针尖略向上进针，过皮后转向下，贴胸骨后缘埋线。喉返神经穴：直刺1寸。定喘：直刺1寸。风门，肺俞，膏肓：向脊柱方向，呈30°角斜刺1寸。厥阴俞，心俞，膈俞，肾俞：向脊柱方向，呈30°角斜刺0.8~1.2寸。丰隆，足三里：直刺1~1.2寸。

三、支气管炎

1. 概述

支气管炎是指由于细菌和病毒感染或物理、化学因素刺激引起的气管、支气管黏膜的炎症。

2. 临床表现

常以咳嗽、咳痰、胸骨后不适或疼痛、喘促和伴有一般感冒症状为主要特征。根据病程长短，可分为急性支气管炎和慢性支气管炎两类。一般以病程不超过1个月，病变局限于黏膜，痊愈后能完全恢复黏膜结构和功能者，称急性支气管炎；凡病程超过2个月，并连续2年以上发病，或1年发病连续3个月以上，引起黏膜及其周围组织炎症者，称慢性支气管炎。急性者可

---

① 喉返神经穴：经验穴。位于胸锁关节上1寸。

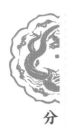

发生于任何年龄，慢性者以成人为多。发病季节以冬春多见。本病若能及时诊治，预后良好。支气管炎属中医"咳嗽""痰饮""喘证"等范畴。

3. 埋线治疗

（1）取穴

喉返神经穴，合谷，大椎，肺俞，神门，耳尖。慢性支气管炎加膻中、天突、风门。

（2）进针深度及角度

喉返神经穴：在胸锁乳突肌内缘进针，直刺至食管与气管间，大约进针 1 寸（图 34）。

合谷：刺在肌肉的空隙，斜刺 1.2 寸。大椎：向上斜刺 1.2 寸。肺俞：针尖斜向脊柱方向呈 30° 角进针 1.5 寸。神门：呈 15° 角斜向上针刺 1 寸，耳尖：用 0.5cm 的线亦可用埋线针尖点刺出血。膻中、天突、风门同前。

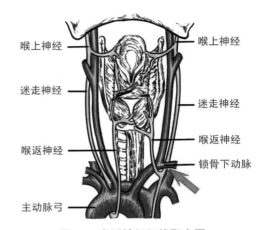

图 34　喉返神经埋线取穴图

四、喘病

1. 概述

喘病是由于感受外邪、饮食不当，或情志失调而致肺气上逆，失于宣降，或久病气虚，肾失摄纳，以呼吸困难，甚则张口抬肩、鼻翼扇动、不能平卧等为主要临床表现的一种常见病证。严重者可发生喘脱。喘作为一个症状，可以出现在多种急、慢性疾病过程中，当喘成为这些疾病某一阶段的主症时，即为喘病。西医学中的喘息性支气管炎、肺气肿、心源性哮喘、肺源性心脏病等出现以喘促为主要临床表现时，可参考本病证辨证施护。

2. 埋线治疗

（1）取穴

主穴：膻中，璇玑，华盖，中府，颏下 0.5 寸处，肺俞，定喘，膏肓，至阳，第 5 颈椎夹脊穴。

配穴：

第 1 组：大椎，风门，丰隆，足三里。

第2组：第2胸椎夹脊穴，第6胸椎棘突，鱼际。

第3组：第5胸椎夹脊穴，第2胸椎棘突，头针胸腔区 [①]。

第4组：第6胸椎夹脊穴，第5胸椎棘突，喉返神经穴，玉堂。

第5组：丰隆，气海，关元，中脘。

几组穴位交替选用。

（2）进针深度和角度

膻中：呈45°角向下斜刺1寸，进针后放平针体，层次在皮下。璇玑，华盖：斜刺0.8寸，其余如膻中操作。中府：平刺0.8寸。颏下0.5寸处：直刺1寸。肺俞：斜刺1寸。定喘：直刺1寸。膏肓：斜刺1寸。至阳：斜向上刺1寸。夹脊穴及棘突处：针尖朝向脊柱，呈15°角斜刺1寸。鱼际：斜刺1寸。头针胸腔区：平刺或呈15°角斜刺1寸。喉返神经穴：直刺1寸。玉堂：向下直刺1寸。丰隆：在肌肉空隙进针，约1~1.5寸，与胫骨呈60°角。中脘：直刺1~1.5寸。气海，关元：直刺1~1.5寸，排空膀胱，余穴同前。

五、咳嗽

1. 概述

咳嗽是指肺气不清，肺失宣降而上逆，发出咳声或咳吐痰液为主要表现的一种病证，为肺系疾病的主要病种之一。分别言之，有声无痰为咳，有痰无声为嗽，一般多为痰声并见，难以截然分开，故以咳嗽并称。咳嗽是内科病证中最常见的疾病。如上呼吸道感染全年皆可发病，冬春多发，多为散发性，常在气候突变时流行，并可引起多种并发症。西医学的上呼吸道感染、急性或慢性支气管炎、支气管扩张、肺炎等疾病所见的咳嗽，均可参照本病辨证论治。

本处主要讨论慢性咳嗽，症见早晚刺激性干咳，活动后或遇冷空气加重。

2. 埋线治疗

（1）取穴（图35）

膻中，华盖，璇玑，紫宫，天突。

（2）进针深度和角度

膻中：呈15°角向下斜刺1寸，层次在皮下。华盖，璇玑，紫宫：操作如膻中。天突：针尖略向上倾斜进针，过皮后迅速向下，再贴胸骨后壁平行

① 头针胸腔区：头针刺激区。位于头额部，在直对瞳孔的发际处与正中线之间，从发际向上、向下各划2cm长的直线（左右两侧各长4cm）为此区。

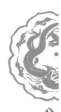

向下进针1~1.5寸。

3. 辅助疗法

灸法：选择膻中、巨阙、阳池，用艾条灸，每穴约15分钟，以发红为度。

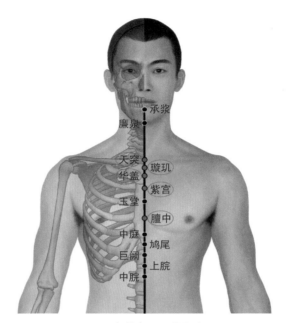

图35　咳嗽常见埋线取穴图

第七节　美容美体

一、肥胖症

1. 概述

肥胖症是指因进食热量多于消耗量，以体内脂肪积聚过多而造成的超过标准体重的病症。埋线可以加快身体的代谢水平，还可以在皮下对脂肪结构造成影响，松解局部的脂肪颗粒，起到推动脂肪运动、加速脂肪分解的作用。

2. 临床表现

主要表现为体重增加，身体外形矮胖、浑圆。该病不仅影响形体，还会累及心血管、呼吸、骨骼、肌肉、内分泌、生殖等系统，甚至影响社交，可并发高血压、冠心病、糖尿病、高脂血症、胆石症等。

3. 埋线治疗

（1）取穴

主穴：减肥穴[①]，中脘，梁门，脾俞透胃俞，天枢，大横，带脉，足三里，阴陵泉，次髎。

配穴：

下肢部：梁丘，血海，风市，上风市[②]，前风市[③]，曲泉，上三黄，丰隆，阳陵泉，承山。

上肢部：手三里，侠白，臑会，臂臑。

腹部：选择腹壁肌肉、皮肤松弛部位及张力不对称的点。

（2）进针深度与角度

减肥穴：直刺 1～1.5 寸，或呈 30° 角在腹部打井字格。中脘：浅刺 1 寸。梁门：呈 30° 角向肚脐斜刺 1 寸。脾俞透胃俞：呈 15° 角斜刺 1.5 寸。天枢：直刺 1～1.5 寸。大横：呈 30° 角向肚脐斜刺 1.5 寸。带脉：大约与中线呈 75° 角，向上斜刺 1.5 寸。足三里：直刺 1.5 寸。阴陵泉：向上斜刺 1.2～1.5 寸。次髎：直刺 1.5 寸。梁丘，血海：直刺 1 寸。风市，上风市，前风市：直刺 1.5 寸。曲泉：向髌骨外缘呈 70° 角斜刺 1 寸。上三黄：直刺 1.5 寸。丰隆：直刺 1.5 寸。阳陵泉：向下斜刺 1.2 寸。承山：呈 45° 角向下斜刺 1.2 寸。手三里：呈 60° 角向上斜刺 1.2 寸。侠白：直刺 0.8～1 寸。臑会：直刺 1 寸。臂臑：向上斜刺 1.2 寸。

4. 锁胃疗法

当胃中等充盈时，胃体大部分位于左季肋区，小部分位于腹上区，贲门和幽门位置较固定，贲门位于第 11 胸椎左侧，幽门位于第 1 腰椎右侧，前壁右侧邻肝左叶，左侧邻膈和左肋弓，在剑突下贴腹前壁。后壁邻左肾、左肾上腺、胰、脾和横结肠等。胃底与膈和脾相邻（图 36）。

先触诊胃的表面轮廓，以定点笔标记，然后在相应的痛点和气结点埋线，埋线后当场就可以看到胃的轮廓缩小。

---

① 减肥穴：经验穴。肚脐与髂前上棘连线，瘦人在中点取穴，胖人在中外 1/3 处取穴。

② 上风市：经外奇穴。位于大腿腓侧正中线，腘窝横纹上 8 寸，即风市上 2 寸处。

③ 前风市：经外奇穴。位于大腿腓侧正中线前方 2 寸，腘窝横纹上 6 寸处，即风市前 2 寸处。

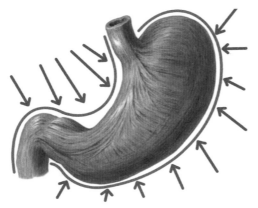

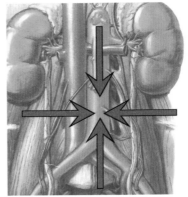

图 36　锁胃图解（埋线针角度与进针点如箭头）　　　　**图 37　引气归元图解**

5. 引气归元埋线法

触诊肚脐周围的悸动点或者腹主动脉偏离的搏动点，将针尖引搏动点向肚脐。埋线后，悸动点消失，腹主动脉归位（图 37）。

随着身体代谢功能的增加，多余脂肪的排出，皮肤会不可避免出现松弛，因此紧致和减肥是必须同步进行的。

二、消瘦症

1. 概述

人体因疾病或某些因素导致体重下降，低于标准体重的 20% 以上的称为消瘦症，属于中医学的"身瘦""脱形""大肉已脱"等病范畴，多为先天不足，素体虚弱，或脾虚体弱、气血不足所致。

2. 临床表现

消瘦症可发生于任何年龄，主要表现为肌肉瘦削，体重过轻，骨骼显露，甚至骨瘦如柴，可伴有脾胃虚弱等慢性疾病。若虽然形体消瘦，但精力充沛，动作灵活，面色润泽，舌脉正常，身无不适，则不属此例。消瘦症是一种损美性疾病，使人呈现干瘪、憔悴的外观。

3. 埋线治疗

（1）取穴

主穴：上脘，中脘，下脘，梁门，第 11、12 胸椎夹脊穴及附近压痛点。

配穴：右侧足三里，左侧阴陵泉。

（2）进针深度与角度

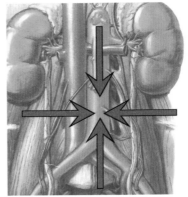

上脘：直刺 1 寸。中脘：直刺 1.5～2 寸，深埋。下脘：直刺 1 寸。梁门：呈 75° 角向肚脐斜刺 1 寸。第 11、12 胸椎附近压痛点：向脊柱方向斜刺 1.2 寸。第 11、12 胸椎夹脊穴：与脊柱呈 45° 角，进针 1～1.2 寸。足三里：直刺 1～1.5 寸，以胀为度。阴陵泉：直刺 1～1.5 寸，以胀为度。

三、妊娠纹

1. 概述

妊娠纹的形成主要是由于妊娠期激素的影响，加之腹部膨隆使皮肤的弹力纤维与胶原纤维损伤或断裂，腹部皮肤变薄、变细，出现一些宽窄不同、长短不一的粉红色或紫红色的波浪状花纹。分娩后，这些花纹会逐渐消失，留下白色或银白色的有光泽的瘢痕线纹，即妊娠纹。

2. 临床表现

妊娠纹主要出现在腹壁上，也可能出现在大腿内侧或外侧、臀部、胸部、后腰部及手臂等处。一旦出现妊娠纹就不会消失，并伴随皮肤松弛、乳房下坠、腹部脂肪堆积，严重影响妇女产后的体态和身心健康。

3. 埋线取穴

（1）取穴（图 38）

减肥穴，腹直肌外缘，或沿带脉取穴。

（2）进针深度与角度

减肥穴：直刺 1～1.5 寸，或呈 30° 角在腹部打井字格。腹直肌外缘：患者仰卧，屈膝，露出腹部；操作者以左手支撑患者头部，右手食指和中指垂直按压患者腹部，嘱患者抬起上身，此时感到患者两侧腹肌向中间挤压操作者手指（如果不出现挤压感，那么将手指向两侧移动，直至找到紧张的肌

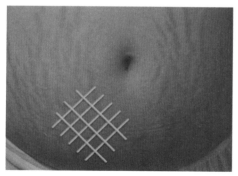
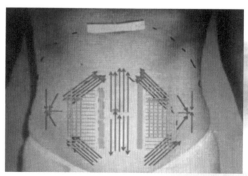

图 38　妊娠纹埋线取穴和布针位置图

肉），此处即为腹直肌外缘，埋线。带脉：沿带脉循行，按照筋膜走行向斜上方进行埋线，或在断裂的胶原蛋白处埋线，打井字格，进针约 1.5 寸。

四、脱发

1. 概述

脱发多发于青壮年，是以头发油腻或焦枯，逐渐脱落为特征的一种难治愈的损美性毛发疾病，又称驻发癣，类似于西医的脂溢性脱发。中医认为，毛发不仅具有美观功能，还是体内气血盛衰的外在标志。《杂病源流犀烛》曰："毛发者也，所以为一身之仪表。"这种仪表有两种含义：其一，毛发命名的含义。发包括发、眉、须、鬓。发，拔也，拔擢而出也；眉，媚也，妩媚也；须，秀也，物成乃秀；鬓，随口摇动，髯髯也。这些描述既概括了毛发的美观功能，又反映了从仪表的外证探知机体的成熟。其二，毛发的荣枯反映了气血的盛衰。

2. 临床表现

脱发以男性多见，亦可见于部分女性，且脑力劳动者多于体力劳动者。经临床证实，它可能与人体的内分泌功能（主要是雄性激素）、精神状态、遗传以及某些药物等因素有关。主要发生于男性青年，但近些年来，女性患者有增加的趋势。患者一般从二十多岁开始就出现持续性的脱发，严重者到三十多岁，一般到四十多岁就基本脱光，严重影响容貌。一般脱发从头顶部位或者前额两侧呈均匀性或对称性脱发，很少累及颞部和枕部头发，患处皮肤光滑且亮，病程经过缓慢。

3. 埋线治疗

（1）取穴（图 39）

主穴：百会，四神聪，生发[1]。

配穴：

第 1 组：风池，大椎，足三里。

第 2 组：局部脱发处，哑门，风府。

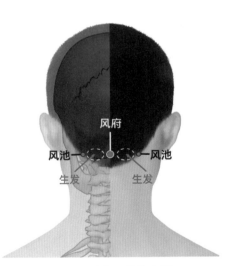

图 39 脱发埋线取穴图

---

[1] 生发：经外奇穴，位于风池与风府连线的中点。

两组配穴交替使用。

（2）进针深度与角度

百会：平刺1寸。四神聪：平刺1寸。生发：直刺1.2寸。风池：向对侧眼球方向斜刺1寸。大椎：呈70°角向上斜刺1寸。足三里：呈60°角向上斜刺1.5寸。哑门：直刺0.5～1寸。风府：直刺0.5～1寸。

注意事项：宜贴着头皮平刺，注意不要带出线体。埋线后可以用鲜姜片进行擦拭，以刺激毛囊。

4. 辅助疗法

与患者沟通后，可剃去全部毛发，全头走罐；或用梅花针叩刺，辅以中药辨证论治。

五、面部升提

1. 概述

由于重力作用以及皮肤弹性纤维断裂而出现面部皮肤松弛下垂，包括眉脚、眼角、眼皮、口角以及苹果肌的下垂，甚至部分法令纹的出现也与此有关。

2. 埋线取穴

（1）取穴

曲差，曲鬓，颧髎，下关，大迎，亦可在苹果肌下三角区和咬肌隆起处选穴。

（2）进针角度和深度

曲差，曲鬓：针尖向上，斜刺约1寸。颧髎：向耳尖斜刺约1寸。下关：向曲鬓针刺。大迎：向耳尖针刺。

以上穴位进针至浅筋膜层，也可根据患者面部松弛度而定深度。

第八节　疑难杂症

一、强直性脊柱炎

1. 概述

强直性脊柱炎是以骶髂关节和脊柱附着点发生炎症为主的疾病。某些微

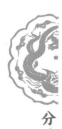

生物（如克雷白杆菌）与易感者自身组织具有共同抗原，可引发异常免疫应答。

2. 临床表现

早期症状常为腰骶痛或不适、晨僵等，也可表现为臀部或腹股沟酸痛或不适，可向下肢放射，类似坐骨神经痛，少数患者可以颈、胸痛为首发表现。症状在静止、休息时反而加重，活动后可以缓解。夜间腰痛可影响睡眠，严重者可在睡眠中痛醒，须下床活动后方能重新入睡。

约半数患者以下肢大关节如髋、膝、踝炎症为首发症状。常为非对称性、反复发作与缓解，较少表现为持续性和破坏性，这是区别于类风湿关节炎的特点。

其他症状，如附着点炎所致胸肋连结、脊椎骨突，髂嵴、大转子、坐骨结节及足跟、足掌等部位疼痛。

典型表现为腰背痛、晨僵、腰椎各方向活动受限和胸廓活动度减少。腰椎和胸廓活动度降低在早期多为附着点炎症引起，对非甾体抗炎药反应良好；后期为脊柱强直所致，对治疗反应不大。

关节外表现包括眼葡萄膜炎、结膜炎、肺上叶纤维化、升主动脉根部和主动脉瓣病变，以及心传导系统受累等。神经、肌肉症状如下肢麻木、感觉异常及肌肉萎缩等也不少见。晚期病例常伴严重骨质疏松，易发生骨折。颈椎骨折常可致死。

体征：骶髂关节压痛，脊柱前屈、后伸、侧弯和转动受限，胸廓活动度减低，枕墙距 > 0 等。

骶髂关节检查常用 4 字试验。方法：患者仰卧，一腿伸直，另一腿屈曲置直腿上（双腿呈"4"字状）。检查者一手压直腿侧髂嵴，另一手握屈腿膝上搬、下压。如臀部出现疼痛，提示屈腿侧存在骶髂关节病变。

腰椎活动度检查常用 Schober 试验。方法：患者直立，在背部正中线髂嵴水平做一标记为 0cm，向下做 5cm 标记，向上做 10m 标记。让患者弯腰（保持双腿直立），测量上下两个标记间距离，若增加少于 4cm 则为阳性。

胸廓活动度检查：患者直立，用刻度软尺测其第 4 肋间隙水平（女性乳房下缘）深呼吸之胸围差，< 5cm 为异常。

枕墙试验：患者直立，足跟、臀、背贴墙，收颏，眼平视，测量枕骨结节与墙之间的水平距离，正常为 0。

3. 埋线治疗

（1）取穴

第1组：①第1、3、5腰椎，第1骶椎夹脊穴。②经验穴：膻中。③阿是穴：适当选用。

第2组：①第2、4腰椎夹脊穴。②阿是穴：适当选用。

第3组：①第7颈椎，第1胸椎，第1、3腰椎夹脊穴。②经验穴：腺内①，身柱，至阳，命门。③阿是穴：以骶髂关节痛点为主，适当选用。

三组处方，每隔15天交替更换1次，连用4~6次。如有胸椎变形，应在胸椎变形处夹脊穴和胸腰椎双侧膀胱经穴埋线，每2周1次，共10次。

本病属终身性疾病，因此至少要坚持用15次左右才可起效。通常对以疼痛、僵硬为主者有显效，最低标准能阻止病情发展，远期疗效更佳。

（2）进针角度和深度

腰椎、骶椎夹脊穴：直刺1~1.5寸，或以患者感觉酸胀为度。膻中：向上直刺1.5寸，刺至骨膜。阿是穴：以患者感觉酸胀为度。腺内：直刺1寸。身柱，至阳，命门：向上斜刺0.5~1寸。

二、系统性红斑狼疮

1. 概述

系统性红斑狼疮是一种典型的自身免疫性结缔组织病，多见于15~40岁女性。常见症状为蝶形红斑、发热、关节痛、体重下降等，早期、轻型、不典型病例日渐增多，90%以上发生在生育年龄的女性。起病隐袭缓慢，缓解与加重交替；确切病因不明，发病与遗传素质、感染因素、物理因素、药物因素和内分泌因素等有关。其病程长，极难根治，临床上分为盘状红斑狼疮、亚急性皮肤型红斑狼疮、深部红斑狼疮和系统性红斑狼疮等类型。

2. 临床表现

（1）盘状红斑狼疮

盘状红斑狼疮好发于面部、手背和头皮等曝光部位，以中央萎缩性淡红色斑丘疹、黏着性鳞屑、毛囊角栓、毛囊口扩大、毛细血管扩张、皮损处可有色素增加或色素减退、黏膜可受累等为特点。如病变局限在颈部以上的称为局限性盘状红斑狼疮，若同时累及胸、臂、腿、手足背和足跟等处的称为

————————

① 腺内：喉结与天突连线上 1/3 处，旁开 0.1 寸。

播散性盘状红斑狼疮，约5%的盘状红斑狼疮可转为系统性红斑狼疮。

（2）亚急性皮肤红斑狼疮

亚急性皮肤红斑狼疮又分为红斑丘疹鳞屑型和环状红斑型。该两型均好发于颊、鼻、耳轮、上胸、肩背、上臂和前臂伸侧等处，可伴有光敏感、雷诺现象、关节痛或关节炎、肾损害，实验室检查有免疫学异常。红斑丘疹鳞屑型较常见，以隆起性不规则性红斑、丘疹、斑丘疹多见，上覆细薄鳞屑，颇似银屑病特点。环状红斑型以不规则形水肿性隆起性红斑为特点，并不断向周围扩大、融合，形成环状、多环状、脑回状，外绕红晕等。

（3）深部红斑狼疮

深部红斑狼疮又称为狼疮性脂膜炎，多见于青年女性，好发于颊、臂、臀和腿部，以正常肤色或淡红色单个或多个皮下结节和斑块、损害边界清楚、质地坚实等为特点，可伴有不规则发热、关节痛，实验室检查有免疫学异常。

（4）系统性红斑狼疮

美国风湿病学会于1982年确交了11项SLE诊断标准：颧部红斑；盘状红斑；光敏感；口腔溃疡；非畸形性关节炎；肾炎，每天蛋白尿＞0.5g或尿细胞管型；浆膜炎或心包炎；神经系统异常，包括抽搐或精神病；血液学异常，包括溶血性贫血，或白细胞减少，或淋巴细胞减少；免疫学异常，包括狼疮细胞阳性，或抗双链DNA抗体阳性，或抗SM抗体阳性，或梅毒血清反应阳性；荧光抗核抗体阳性。符合以上4项以上者可确诊。

3. 埋线治疗

（1）取穴

第1组：①第3、4、7颈椎，第1胸椎，第1、5腰椎夹脊穴。②阿是穴：四肢各任选2~4穴。

第2组：①喉返神经穴。②第3、4、7颈椎，第1胸椎，第3、5腰椎夹脊穴。③阿是穴：四肢各任选2~4穴。

第3组：①第5颈椎、第5腰椎夹脊穴。②阿是穴：四肢各任选1~2穴。③头针胸腔区。

第4组：足三里，关元，曲池。

（2）进针角度和深度：

夹脊穴：向脊柱斜刺1~1.5寸。喉返神经穴：直刺1寸。阿是穴：针刺至皮下。头针胸腔区：呈45°角斜刺1寸。足三里：直刺1寸。关元：直刺1寸。曲池：斜刺1.2寸。治疗可改变整个下肢的身体力线，使之变直。

 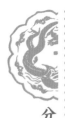

三、震颤

1. 概述

震颤麻痹又称帕金森病，是一种的锥体外系疾病，以运动减少、肌张力增强和震颤为主要症状。本病多发于 40 岁以上人群，男性多于女性，起病缓慢，逐渐发展。

2. 临床表现

患者最早的感受是肢体震颤或举动强直不便，检查时可发现运动减少，主要表现为休息性震颤、肌强直及运动减少。震颤多自一侧上肢远端开始，常为规律性地手指屈曲和拇指对掌动作，每秒 3~6 次，幅度不定；肌强直多自一侧上肢的近端开始，逐渐蔓延到远端、对侧及全身，以屈肌最明显，表现为"铅管样强直"，如同时合并震颤则为"齿轮状强直"，面肌强直即形成"面具脸"；患者常呆坐，随意运动减少，动作缓慢。此外，行走时常见碎步，身体屈曲前冲，称为"慌张步态"。本病并不导致瘫痪或感觉麻木，后期患者卧床不起系因重度强直与运动减少，深、浅反射亦无异常。

3. 埋线治疗

（1）取穴（图 40）

上三黄（天黄穴、明黄穴、其黄穴），下三皇（天皇穴、地皇穴、人皇穴），风池，行间，丰隆，阳陵泉，内关，头临泣，足三里。

（2）进针角度及深度

上三黄，下三皇：贴骨刺 2 寸。风池：向眼球方向斜刺 1.5 寸。行间：向足踝处斜刺 1 寸。丰隆：直刺 1 寸。阳陵泉：斜刺 1.5 寸。内关透外关：直刺 1 寸。头临泣：平刺或呈 15° 角斜刺 1 寸。足三里：直刺 1.5 寸。

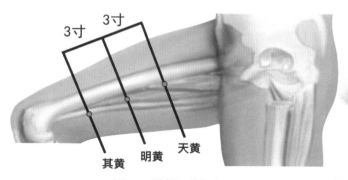

图 40　震颤埋线取穴图

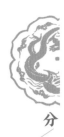

四、甲状腺囊肿

1. 概述

甲状腺囊肿临床发病率较高，占甲状腺结节的 5%～20%。本病并非是单一的疾病，绝大多数囊肿是由单纯性甲状腺肿，如甲状腺结节和甲状腺瘤退变而来，只有少数囊壁为鳞状上皮的囊肿来源于化生或多种甲状腺疾病的囊性变。

2. 临床表现

患者无任何不适，偶然发现颈部肿物，多数为单发，偶见多发，直径多在 2～5cm，肿块表面光滑，边界清楚，无触痛，可随吞咽而上下移动。囊内压不高时，质地柔软，触之有囊性感，内压较高时质地坚实，只靠触诊难以做出诊断（图 41）。

实验室检查：甲状腺功能检查正常，放射性核素显像多为"冷结节"，但当囊肿被较厚的甲状腺组织覆盖时，可表现为"温结节"。超声检查见无回声暗区，并可区分薄壁囊肿和厚壁囊肿。

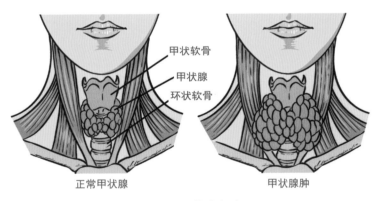

正常甲状腺　　　　　　　　　　　甲状腺肿

甲状软骨
甲状腺
环状软骨

图 41　甲状腺囊肿

根据囊内容物性质，可分为胶性囊肿、浆液性囊肿、坏死性囊肿、出血性囊肿和混合性囊肿。

（1）胶性囊肿

由甲状腺滤泡相互融合而成，囊液黏稠，淡黄色，为未碘化的甲状腺球蛋白，囊内有较多的分隔，呈多房性，囊壁系扁平的滤泡上皮细胞。

（2）浆液性囊肿

多由甲状腺结节或腺瘤退化而成。囊液稀薄，无色，囊壁为纤维结缔组织。少数来源于甲状腺舌导管或腮后体的残余，囊壁则为鳞状上皮细胞。

（3）出血性囊肿

囊液为陈旧性血液，呈咖啡色。

（4）坏死性和混合性囊肿

囊液多由坏死组织和陈旧性血液组成，较黏稠，囊壁为纤维结缔组织构成。

甲状腺囊肿又可分为部分性囊肿和完全性囊肿，分别称为厚壁囊肿和薄壁囊肿。厚壁囊肿是由于结节部分发生囊性变，在囊肿周围或一侧遗留部分实质性肿块。薄壁囊肿是指结节全部发生囊性变，囊壁较薄。

3. 埋线治疗

（1）取穴

囊肿两侧的阿是穴，痞根[①]，腺内。

（2）进针角度和方向

阿是穴：选择按压有囊性波动处，斜刺 1～1.2 寸。痞根：直刺 1～1.5 寸。腺内：直刺 1 寸。

五、类风湿关节炎

1. 概述

类风湿性关节炎（RF），是一种全身性炎症疾病，以慢性、对称性、多滑膜关节炎和关节外病变为主要临床特点，属于自身免疫性结缔组织病，侵犯关节骨和软骨，造成关节畸形，是致残的终身性疾病之一，其病因离不开遗传因素、感染因素和自身免疫调节功能异常等方面。

2. 临床表现

（1）发病年龄

多在 20～45 岁，以青壮年为多，女性多于男性。

（2）初发症状

起病缓慢，先有几周到几个月的疲倦乏力，体重减轻，胃纳不佳，有低热和手足麻木、刺痛等前驱症状，随后发生某一关节疼痛（早期发现、早期诊断特别重要）。

---

① 痞根：经外奇穴，位于第 1 腰椎棘突下旁开 3.5 寸。

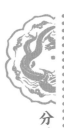

（3）关节表现

红、肿、热、痛及功能障碍，其中以近端指间关节、掌指关节为重，晨僵十分常见，早期可有手腕背部肿胀，逐渐发展到咀嚼困难，肩膝关节病变丧失自理能力，多关节症是类风湿病的主要特征。

（4）类风湿结节

常见于关节隆突及经常受压处的皮下组织中，如手指关节伸面鹰嘴突、枕部、前额或跟腱等，可存在数月至数年。

（5）血管炎

可发生指甲下和指（趾）垫的裂片状出血和指（趾）坏疽以及皮肤溃疡，或影响到内脏血管系统。

（6）肺部病变

渗出性胸膜炎多见于中老年男性，为单侧或双侧，积液量一般较少，表现为慢性咳嗽和逐渐加重的呼吸困难；还可见肺内结节样改变，可单个或多个，常出现于有皮下类风湿结节的患者，多位于肺的外周，所以常无症状。

（7）心脏病变

有临床表现者较少。

（8）神经病变

表现多样，末梢神经系统损伤常出现手套、袜套样分布的麻木感受，也可出现垂腕或垂足等运动神经受损的表现。

（9）眼部病变

可引起继发性干燥综合征、白内障等。

（10）肾脏病变

血管炎可导致肾脏受损伤。

3. 诊断标准

目前普遍采用美国风湿病协会 1988 年提出的标准。

（1）晨僵至少 1 小时（≥6 周）。

（2）3 个或 3 个以上关节肿（≥6 周）。

（3）对称性关节肿（≥6 周）。

（4）腕、掌指，近端指间关节肿痛（≥6 周）。

（5）皮下结节。

（6）手部 X 线改变，至少有骨质疏松和关节间隙狭窄（图 42）。

（7）类风湿因子阳性。

以上 7 项中具备 4 项或 4 项以上即可诊断。

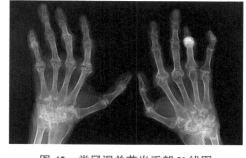

图 42　类风湿关节炎手部 X 线图

4. 埋线治疗

（1）取穴

第 1 组：①第 4、5、7 颈椎夹脊穴。②阿是穴：上肢选 2~4 个。③经验穴：至阳，膻中。

第 2 组：①第 4 腰椎夹脊穴，第 5 腰椎棘突。②髀关，殷门，足三里，三阴交，涌泉透太冲。③命门，关元。

第 3 组：①第 6 颈椎、第 1 胸椎夹脊穴。②青灵，曲池，阳溪，上廉。

第 4 组：①第 5 腰椎、第 1 骶椎夹脊穴。②地机，血海，上巨虚，伏兔，承扶等，选择 2~4 个。

以上四组，轮流使用，每 15 天埋线 1 次，连用多次，可视情况增减穴位。对轻、中度者均有一定疗效。

（2）进针角度和深度

第 4、5、6、7 颈椎，第 1 胸椎夹脊穴：直刺 1 寸。第 4 腰椎夹脊穴：呈 80° 角斜刺 1~1.5 寸。第 5 腰椎、第 1 骶椎夹脊穴：呈 60° 角斜刺 1~1.5 寸。至阳，膻中：针尖向上，斜刺 1 寸。髀关：直刺 1 寸。殷门：直刺 1 寸。足三里：直刺 1~1.5 寸。三阴交：呈 30° 角斜刺 1 寸。涌泉透太冲：斜刺 1 寸。命门：向上斜刺 0.5~1 寸。关元：直刺 1~1.5 寸，刺时排空膀胱。青灵：直刺 0.5 寸。曲池：直刺 1 寸。阳溪：针尖向上，呈 30° 角斜刺 1 寸。上廉：直刺 1 寸。地机，血海，上巨虚，伏兔，承扶：直刺 1~1.5 寸。阿是穴：以胀为度。

六、顽固性高血压

1. 概述

大多数高血压患者经过药物治疗后，血压可以控制在满意水平。其中 20% 左右高血压患者在改善生活方式基础上，足量并合理联合了 3 种以上降压药物，血压仍在目标水平之上，称为顽固性高血压。

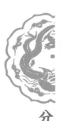

2. 埋线治疗

（1）取穴

主穴：星状神经节，血压点①，足三里，心俞，曲池。

配穴：肾俞，太冲。

（2）进针角度和深度

星状神经节：见第 33 页。血压点：平刺 0.5 寸。足三里：直刺 1.2 寸。心俞：斜刺 1 寸。曲池：针尖向上，斜刺 1 寸。肾俞：斜刺 1 寸。太冲：向足踝，斜刺 1 寸。

七、胃下垂

1. 概述

人体站立时，胃的下缘达盆腔，胃小弯弧线最低点降至髂嵴连线以下，称为胃下垂。本病的发生多是由于膈肌悬吊力不足，肝胃、膈胃韧带功能减退而松弛，腹内压下降及腹肌松弛等因素所致。

胃下垂属中医学"胃脘痛""腹胀""嗳气"等范畴。脾胃虚弱、中气下陷、内脏肌肉升举无力为本病的主要原因。

本病相当于中医学的"胃缓"，这一名称首见于《黄帝内经》。《灵枢·本脏》云："脾应肉，肉䐃坚大者胃厚……肉䐃不坚者，胃缓。"明确指出肌肉不够坚实者会出现胃缓。

2. 临床表现

轻度胃下垂多无症状，中度以上者常出现胃肠动力差、消化不良的症状。

（1）腹胀及上腹不适

患者多自述腹部有胀满感、沉重感、压迫感。

（2）腹痛

多为持续性隐痛，常于餐后发生，与食量有关。进食量越大，其疼痛时间越长，且疼痛亦较重。同时，疼痛与活动有关，饭后活动往往使疼痛加重。

（3）恶心、呕吐

常于饭后活动时发作，进食过多时更易出现。这是因为一次摄入较大量的食物，加重了胃壁韧带之牵引力而致疼痛，随之出现恶心、呕吐。

（4）便秘

---

① 血压点：经外奇穴，位于颈后部，第 6、7 颈椎棘突之间左右旁开 2 寸处。

多为顽固性，其主要原因可能是由于同时有横结肠下垂，使结肠肝曲与脾曲之间呈锐角，导致大便通过缓慢。

（5）神经、精神症状

由于胃下垂的多种症状长期折磨病人，使其精神负担过重，因而产生失眠、头痛、头晕、迟钝、忧郁等神经精神症状。此外，还可有低血压、心悸以及站立性昏厥等表现。

（6）体检

可见瘦长体型，上腹部压痛点因立、卧位变动而不固定，有时用冲击触诊法或患者急速变换体位时，可听到脐下振水声。上腹部易扪及主动脉搏动，常同时伴有肝下垂、肾下垂及结肠下垂的体征。

3. 埋线治疗

（1）取穴（图 43）

关元透气海，脾俞透胃俞，提胃①，胃上②，中脘透上脘。

（2）进针角度和方向

关元透气海：呈 60° 角斜刺 1.2 寸。脾俞透胃俞：呈 15° 角斜刺 1 寸。提胃：呈 30° 角向下脘斜刺 1～1.5 寸，留线前需捻转。胃上：呈 30° 角向肚脐斜刺 1～1.5 寸，留线前需捻转。中脘透上脘：呈 60° 角斜刺 1 寸。

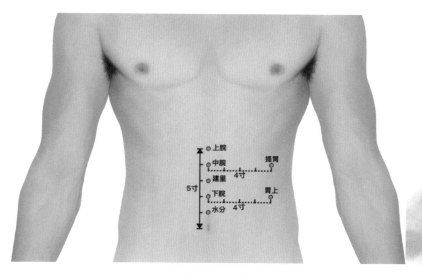

图 43　胃下垂埋线取穴图

---

① 提胃：经外奇穴，位于中脘穴旁开 4 寸。

② 胃上：经外奇穴，位于下脘穴旁开 4 寸。

第三章

案例分享

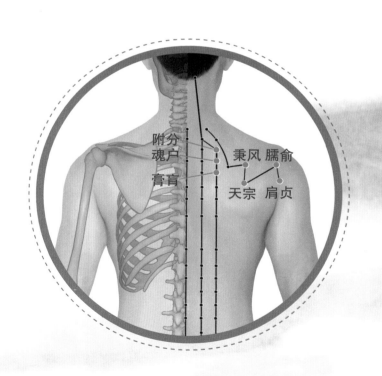

附分
魂户　　秉风　臑俞
膏肓　　天宗　肩贞

病案一　不育症

某男，31 岁，婚后 3 年未育。患者平素从事体力劳动，食量大，以面食为主，多食易饥，胆怯，容易焦虑，偶尔有腰酸，腹部明显突出，性功能近年有下降，曾于某医院检查精子数目及质量异常。

查体：舌紫暗，有齿痕，略胖大，脉沉弱。

辨证：心肾气虚，肾精不足。

治法：补益心肾，填精益气。选择埋线锁胃治疗，以矫正腹部弓弦。

治疗：选取关元、八髎、中脘、足三里、胃部表面锁胃点等。夫妻同治，共同埋线治疗，每周 1 次。

患者经治疗后生殖系统检验指标改善，体态变化明显（图 44）。1 年后主动告知，育有一健康女婴，体重 3kg。

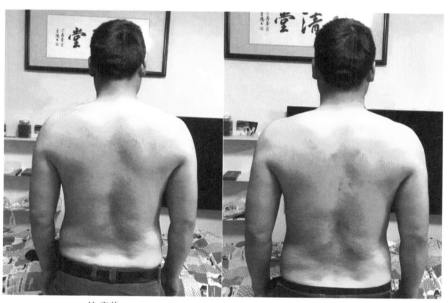

治疗前　　　　　　　　　　　　治疗后

图 44　埋线治疗不育症的体态变化。

病案二　重度花粉过敏症

某女，38 岁，咽喉不适 2 周余。患者时常因花粉诱发咽喉不适，近 2 周加重，出现声哑咽干，咳嗽，鼻塞，流涕不止，呼吸道有阻塞感。自诉时有"断气"的感觉，每次持续 8 秒左右。每日服用抗过敏药物，**不敢出门**。

查体：舌上有瘀点，舌苔薄白而腻，脉细弦。

辨证：外感风寒，肺窍郁闭。

治法：宣散寒邪，开窍通闭。

治疗：选取天突、膻中、中脘、曲池、足三里、颏下0.5分处，埋线。

埋线后咽喉不适好转，鼻塞好转，大胆出门，过敏也没有发作，正如石学敏院士所说"埋线可以有效激发人体免疫力"。

病案三　生长迟缓

某患儿，女，12岁，生长迟缓近2年。其母代述，患儿11岁时起身高增长缓慢，全年身高增长不足1cm，故求治于埋线。询问患儿平素无明显不适，性格较为内向。

查体：见患儿身高约1.4m，肤白，书生貌，舌淡红，苔薄白，脉和缓。

辨证：脾胃不足，肾气稍亏。

治法：补益脾胃，补肾。

治疗：选取合谷、足三里、三阴交、身柱、脾俞、胃俞、肾俞。

患儿自2020年10月20日经埋线治疗1次，在2021年2月14日复测身高增长近4cm，再次埋线治疗，之后常规门诊治疗。

病案四　脊柱侧弯

某患儿，女，13岁，左侧骨盆痛2年余。患儿近2年左侧骨盆时常疼痛，2019年8月因腹泻就诊时，经检查后发现其脊柱侧弯，遂告知其母。后于某西医院经脊柱X线片确诊，脊柱侧弯角度在16°以上。家长及患儿配合度较好，欲求埋线治疗。

查体：左侧骨盆痛，腰椎凹侧的腰方肌触诊痛，舌淡红，有红点，苔微腻，脉涩。

辨证：元气不足，上热下寒。

治法：纳气归元，清上温下。

治疗：选取胸椎、腰椎凹侧夹脊穴，腹部阳性痛点，关元，心俞，肾俞。嘱患儿每日行功能锻炼，并根据其骨盆、肋骨及胸椎、腰椎恢复情况定期调整锻炼动作。

经治疗后患儿脊柱侧弯情况大有好转，治疗前后病情变化如图45 X线片所示。

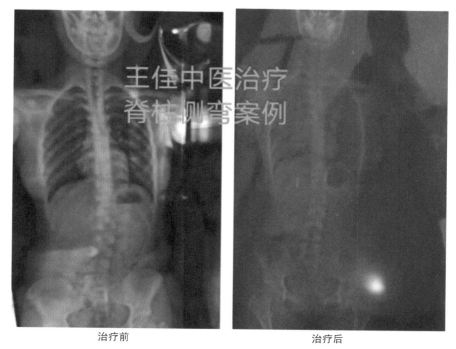

治疗前　　　　　　　治疗后

图 45　脊柱侧弯改善情况

病案五　抑郁症

某女，65 岁，抑郁状态持续 20 余年，于 2020 年 11 月 2 日就诊。患者近 20 余年处于抑郁状态，长期服用多种西药治疗抑郁，依然不见好转。现失眠，夜间每小时醒来一次，时常胸闷，叹息，发作时见头晕，烦躁，心慌，焦虑，小手指、胳臂麻木，自诉非常痛苦。伴心前区不适，血压升高，手足冰冷，腰痛，尿频，咽喉肿痛等。

查体：舌胖大有齿痕，苔白腻，脉沉紧。

辨证：肺肾气虚，寒邪入骨，肝气郁结。

治法：补益肺肾，温阳祛寒，疏肝理气。

治疗：选取百会，第 4、5 胸椎夹脊穴，中脘，曲池，足三里，第 2、3、4、5 腰椎夹脊穴，内关，神门。每周 1 次埋线。

患者定期常规埋线治疗，其间偶尔因事务暂停，陆续治疗至 2021 年 1 月 20 日，病情大有缓解。遂嘱其多晒太阳，多吃粗粮，多运动，时常开怀大笑等。现停诊至今，西药已全部停用，睡眠及心情状况均较为满意。

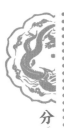

病案六 漏尿

某女，60 岁，漏尿 5 年余。患者绝经后逐渐出现漏尿，当腹压增高时会出现不自主的尿液外漏，每于咳嗽后加重，大笑时亦有漏出。平素畏寒，血压偏高。其人甚爱整洁，因此苦恼，于是求治。

查体：见舌淡白，胖大，脉沉缓，诊断为压力性尿失禁。

辨证：肾阳不足，元气不固。

治法：温肾助阳，收纳元气。

治疗：以埋线增加盆腔内膀胱肌肉附近的筋膜张力以及升提中气为主要思路，选取穴百会、髂前上棘、八髎、水道、归来、关元、肾俞、中极及中极旁 1 寸处，配合产后康复锻炼 3 个月余，包括传统的提肛缩尿。

经治疗后病情改善，现在外出无论走多远或者咳嗽大笑均可以憋尿。

病案七 脑供血不足

某女，50 岁，眩晕 10 年。患者近 10 年来时常眩晕，后头部常有麻木感，自诉生育二胎后记忆力下降，偶有脱发，腰痛，尿频。

查体：形体微胖，背部有条索状阳性物，血压 160/110mmHg，舌淡紫，苔白腻，脉虚涩。

辨证：元气不固，督脉郁阻。

治法：收纳元气，疏通督脉。

治疗：选取风池，供血，百会，第 5、6、7 胸椎夹脊穴，条索状阳性物处。

经埋线治疗后，自诉头脑清醒，头晕消失，遂发微信致谢。回原住地后，寻埋线班学员沿用前法埋线治疗尿频及高血压，效果满意。

病案八 产后骨盆前倾

某患者，腰痛 4 年。患者自产后出现腰痛，久站时疼痛加重。曾患有盆腔炎，服用暖宫活血药后见好转，但体型变化严重。现侧面看身体时腰椎前突，骨盆前倾，腹部膨隆明显，状似肥胖，实际体重在标准范围内。

查体：舌紫暗，有瘀点，脉细弦。

辨证：肾气不足，下焦瘀血。

治法：补肾益气，活血祛瘀。

治疗：选取八髎，第 2、3、4、5 腰椎夹脊穴，腹部弓弦点阳性。

经治疗后，体型改善良好，经骨盆外测量（图 46），腹围由 81cm 减至

79cm。

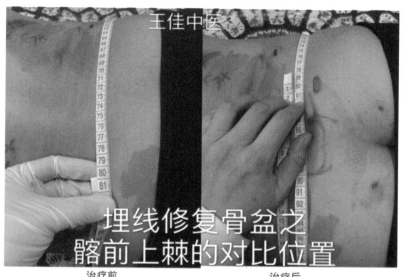

图46　埋线治疗前后骨盆尺寸变化

病案九　术后腰痛

某患者，术后腰痛2年。曾行肾移植术，后因瘢痕导致挛缩引起腰痛。

查体：舌淡暗，脉细缓无力。

辨证：肾元虚衰。

治法：补肾归元。

治疗：选取肾俞、大肠俞、中脘，锁胃埋线。

经埋线治疗后自述体力增加，腰痛大为缓解。

病案十　子宫肌瘤

某女，39岁，素有子宫肌瘤。患者因近日精神压力增加，导致1个月内子宫肌瘤直径从3cm增加到6cm。患者欲行子宫肌瘤摘除微创手术，寻求中医辅助治疗。刻下患者体瘦，平素容易头痛、头晕，腰酸乏力。

查体：舌边红，脉细弱。

辨证：肝郁气滞，瘀血阻滞胞宫。

治法：疏肝解郁，破血除瘀。

治疗：水道、归来、子宫、痞根、血海、膈俞。配合内服补血消瘤中药2~3个月。

经中医治疗后，患者子宫肌瘤情况稳定，术后恢复良好，经中医辅助治疗后，既没有出现术中或经期大出血情况，也没有出现其他肌瘤患者的临床症状。术后检查，患者手术范围特别干净，切下的瘤体几乎没有血管供应。这和针药并用的辅助治疗关系很大。西医大夫当场要求该患者介绍中医调理妇科之法。

病案十一　视神经萎缩

某女，58岁，视力下降1年。患者1年前右眼因精神刺激视力急剧减弱，视物模糊，1米内无法视清A5大小字体。每晚夜尿2~3次，口干。舌淡紫有裂痕，脉细涩。既往有糖尿病8年，近2个月因血糖控制不理想，服二甲双胍每日2片，测空腹血糖7.2mmol/L。

辨证：气阴两虚，络脉瘀阻。

治法：益气养阴，活血通络。

治疗：选取脾俞、胃俞、胰俞、太阳、攒竹、四白、腹哀、阳池、膈俞。

患者埋线治疗后视力情况已有好转，视物已逐渐清晰，1米内观看A5大小字体虽仍有模糊，但可辨识具体景物状态。血糖控制情况好转，在饮食、药物没有变化的情况下，测空腹血糖为6.1mmol/L。后主动将西药降至每日半片，仍可维持正常血糖状态。

病案十二　肝区胀痛

某男，41岁，腹部胀痛1年。患者近1年来腹部肝区位置时有胀满，喉中有类似梅核气症状。患者自述有家族性肝硬化病史，且近亲属中有二人患肝癌，自己精神压力较大。

查体：舌淡暗，苔厚腻，有裂痕，脉弦。

辨证：肝郁气滞。

治法：疏肝解郁。

治疗：选取期门、日月、章门、太冲、肝俞、胆俞、阳陵泉。

经埋线治疗后，患者肝区胀痛缓解，喉部不适情况改善。对比埋线前后变化，舌色由暗红变为淡红，舌苔变薄，裂痕减少。

病案十三 乳腺增生

某女，50岁，乳房胀痛3年。患者近3年来乳腺偶痛，以胀痛为主，偶有情绪忿怒。因患者家住在海滨城市，常食盐腌渍以及海产品。故而可能是结节体质。

查体：舌淡红，苔薄白。脉弦细。

辨证：肝气郁结。

治法：疏肝解郁。

治疗：选取膻中，第4、5胸椎夹脊穴，太冲，阳陵泉，天宗，肩井。

经埋线治疗后，B超显示埋线前后从BID 3类到1类。

病案十四 肺大疱性咳嗽

某女，66岁，咳嗽10余年。患者近10余年时有咳嗽，易夜间咳嗽，有白色黏稠痰，时有头晕，心悸，水肿，每年季节变化时，尤其是冬至前后，患者必然水肿发作，已持续20年。

查体：肢体肌肉濡软无力。查X线片示肺大疱，血压145/95mmHg，舌淡红，苔白腻，脉沉紧。

辨证：肾阳不足，水饮凌心。

治法：温肾助阳，温肺化饮。

治疗：选取肺俞、膏肓、膻中、足三里、孔最、丰隆、阴陵泉、脾俞、胃俞。

埋线治疗后夜间咳嗽明显好转，后求治水肿，继续观察。

病案十五 反流性食管炎

某女，67岁，反酸3年。患者近3年来时有反酸，偶有胆汁反流。其性格内向，遇事易牵挂，伴见口苦，纳差，呃逆。

查体：见面色苍黄，体瘦，舌边红，苔黄，脉弦细。

辨证：肝火犯胃。

治法：疏肝和胃。

治疗：选取石门、梁门、中脘、脾俞、胃俞、肝俞、胆俞、阳陵泉。

自诉经2次埋线后，反流已明显好转。

附

录

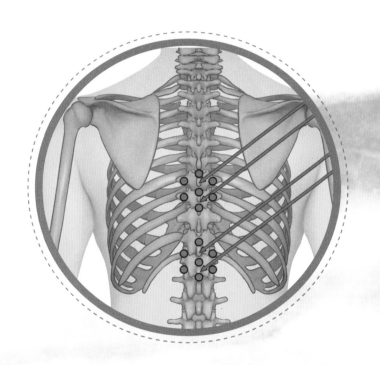

附表 1　部分肌肉的节段支配 [①]

脊髓节段	肌肉	脊髓节段	肌肉
$C_3 \sim C_5$	膈肌	$T_{12} \sim L_4$	髂腰肌
$C_5 \sim C_6$	三角肌	$L_3 \sim L_4$	股四头肌
$C_5 \sim C_6$	肱二头肌	$L_2 \sim L_3$	股收肌
$C_6 \sim C_8$	肱三头肌	L_4	胫前肌
$C_6 \sim T_1$	指屈肌	$S_1 \sim S_2$	腓肠肌
$C_5 \sim C_6$	小圆肌	$S_1 \sim S_4$	足背肌
$T_1 \sim T_{11}$	肋间肌	$S_1 \sim S_4$	会阴肌

附表 2　脊髓节段与皮肤感觉区的关系

脊髓节段	皮肤区域
$C_1 \sim C_3$	枕、颈部
C_4	肩胛部
$C_5 \sim C_7$	手、前臂，上肢桡侧
$C_8 \sim T_2$	手、前臂，上肢尺侧
T_5	乳腺部
T_7	肋弓下缘
T_{10}	脐水平
$T_{12} \sim L_1$	腹股沟
$L_1 \sim L_5$	下肢前面
$S_1 \sim S_3$	下肢后面
$S_4 \sim S_5$	臀内侧面会阴、肛门、生殖器

①　C 指代颈椎，T 指代胸椎，L 指代腰椎，S 指代骶椎。

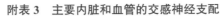

附表 3　主要内脏和血管的交感神经支配

脊髓中枢	反应器官
$T_1 \sim T_2$	头颈部血管、汗腺、眼球、瞳孔
$T_2 \sim T_9$	上肢的血管和汗腺
$T_1 \sim T_5$	心
$T_1 \sim T_5$	食管、气管、支气管、肺
$T_6 \sim T_{12}$	腹腔器官（横结肠以下）
$L_1 \sim L_3$，$S_2 \sim S_4$	降结肠、乙状结肠和盆腔器官
$T_{10} \sim L_3$	下肢的血管和腺体

附表 4　节段性交感神经支配

脊髓节段	部位
$T_{11} \sim L_2$	输尿管
$T_8 \sim L_1$	肾上腺
$T_{10} \sim T_{11}$	睾丸和卵巢
$T_{11} \sim T_{12}$	附睾、精管
$T_{11} \sim L_2$	膀胱
$T_{11} \sim L_1$	前列腺
$T_2 \sim L_1$	子宫
$T_1 \sim L_1$	输卵管
$T_1 \sim T_5$	头和颈
$T_2 \sim T_5$	上肢
$T_{10} \sim L_2$	下肢
$T_1 \sim T_5$	心脏
$T_2 \sim T_4$	支气管、肺
$T_5 \sim T_6$	食管（下部）
$T_6 \sim T_{10}$	胃
$T_9 \sim T_{10}$	小肠
$T_{11} \sim L_1$	大肠
$T_{10} \sim L_2$	肝、胆
$T_6 \sim T_{10}$	脾
$T_6 \sim T_{10}$	胰
$T_{10} \sim L_1$	肾

分/层/平/衡/埋/线/法

1. 陆建，杨东方. 埋线针疗学 [M]. 吉林：吉林科学技术出版社，2002.

2. 杨才德，雒成林. 穴位埋线疗法 [M]. 北京：中国中医药出版社，2015.

3. 叶任高. 内科学（第五版）[M]. 北京：人民卫生出版社，2002.